看護技術 DVD学習支援シリーズ

新人ナース・指導者必携！

看護場面における感染防止

【監修】
日本看護協会教育委員会

インターメディカ

発刊にあたって

このたび、日本看護協会教育委員会では、
「**新人ナース・指導者必携！　看護技術 DVD学習支援シリーズ**」を作成いたしました。
私どもが、このような教材を作成したいと考えたのは、以下の理由からです。

●平成16年度・厚生労働省の「新人看護職員の臨床実践能力の向上に関する検討会」
報告書により、新人が卒後1年間で備えるべき看護技術や到達目標が示されました。
しかし、何をどのように教えたらよいのか、臨床現場で使える教材がほしいという声が、
本会に多く寄せられました。そのためには、新人指導の標準化が必要です。現在、
各医療機関では、精力的に新人研修を行っていますが、教え方は施設によりさまざ
まです。指導内容の標準化は、緊急の課題です。

本シリーズは、紙媒体による標準テキストとDVDによる映像教材を合わせた、看護技術
が見て学べる斬新なメディアミックス教材です。

DVD:　看護技術の実際の動きを見て、イメージ化することができます。
　　　　臨床場面で先輩看護師から教わるように、実際に「見て」「リアルに」学ぶこ
　　　　とができます。

テキスト: 紙媒体である標準テキストには、カラー写真や図表を多く掲載し、
　　　　看護技術のポイントがひと目でわかる構成です。

テキストには、「目的・適応」「到達目標」「実施のフローチャート」「看護技術の
基礎知識（GENERAL INFORMATION）」「カラー写真による実施手順」を掲載し、
さらに「POINT」を押さえ、「STUDYING」で知識を深めます。

このように本シリーズは、標準テキストにDVD（動画）を組み合わせ、
知識を確実に定着させる活用しやすい体系的なシステムを実現しました。

本シリーズは、本会教育委員の先生方を中心に、教育・臨床の場より多くの皆様に
絶大なご尽力をいただきました。
臨床現場の指導者・新人の皆様、教育機関、スタッフの方々に、
広くご活用いただけるよう心より願っております。

2007年1月吉日

日本看護協会常任理事
廣瀬　千也子

看護技術DVD学習支援シリーズ

新人ナース・指導者必携!
看護場面における感染防止

序 に 代 え て
感染防止と看護基本技術

日本看護協会教育委員

竹股 喜代子

医療の現場では、病原微生物からいかに自分の身を守り、
院内感染を防ぐかということは、「古くて新しい」基本的な課題です。
ひとたび院内感染を起こすと、感染を受けた患者および医療者の心身への影響は
もとより、施設にとっても甚大な社会的・経済的損失を免れません。
従って臨地においては、医療に参画した新人看護師に対して、
感染防止は待ったなしで身につけなければならない重要な看護技術の
一つとなっています。
感染防止をするうえで、初めは医療現場での日常的な行動の一挙手一投足に
「感染防止」を意識しなくてはなりません。
そのためにはまず基本的な知識と技術の習得をしっかりと行い、
そのもとに具体的な行動が習慣化されることが必要です。
今回このDVD学習支援シリーズ「看護場面における感染防止」は文字通り、
感染防止の視点から看護技術の基本を表しました。
1～4章まで「感染防止の基本的知識とスタンダードプリコーションの実践」
「洗浄・消毒・滅菌と療養環境の整備」「職業感染防止」「ケア場面での感染防止」
という内容で標準テキストを作りました。
各章ごとに目的と到達目標を明確にしていますので、
必要な項目を選んで適宜学ぶことができます。
実践の学びは、DVDを見ながら、具体的な流れを繰り返し練習して
正しい技術を習得していただければと思います。
教材の中で使用した物品は各々の施設によって違いはあると思いますが、
「基本」は同じであり、適切に応用してくださるようお願いいたします。
このシリーズは、雨宮みち、立花亜紀子、崎浜智子、古谷直子感染管理認定看護師
の豊かな臨床経験に裏付けられた知識と技術力をもってまとめることができました。
また、(株)インターメディカの赤土正幸社長、小沢ひとみ氏をはじめ、
制作スタッフの豊富な経験とチームワークによって、
わかりやすく秀逸な映像で完成させていただけたことに謝意を表します。

2007年1月吉日

CONTENTS

- ■ 発刊にあたって ……………………………………………………… 廣瀬千也子　2
- ■ 序に代えて／感染防止と看護基本技術 ……………………………… 竹股喜代子　3

CHAPTER 1　感染防止技術の基本と実践 …………… 雨宮　みち　6
- ●スタンダードプリコーション
- ●手指衛生の方法
- ●防護用具の着脱方法
- ●感染経路別予防策

CHAPTER 2　洗浄・消毒・滅菌と療養環境整備 ……… 立花亜紀子　30
- ●洗浄・消毒・滅菌
- ●滅菌物の取り扱い
- ●環境整備
- ●医療廃棄物の処理

CHAPTER 3　看護師のための職業感染防止 …………… 崎浜　智子　46
- ●看護師とワクチン接種
- ●血液媒介病原体対策（HBV・HCV・HIV）
- ●結核対策
- ●看護師の業務制限

CHAPTER 4　ケアと感染防止 ……………………… 崎浜　智子　56
- ●清潔ケアと感染防止
- ●血管内留置カテーテルと感染防止
- ●尿道留置カテーテルと感染防止
- ●呼吸ケアと感染防止
- ●培養検体の採取と取り扱い

- ■ 参考文献 ……………………………………………………………………　87
- ■ 編集後記 ……………………………………………………… 竹股喜代子　91

看護技術 DVD学習支援シリーズ　**新人ナース・指導者必携！　看護場面における感染防止**

【監 修】 日本看護協会教育委員会

【編 集】 日本看護協会教育委員

　竹股 喜代子　　医療法人鉄蕉会 理事
　　　　　　　　　亀田総合病院 看護部長

【執 筆】 （掲載順）

　雨宮　みち　　日本看護協会 看護教育研究センター 看護研修学校 感染管理学科専任教員
　　　　　　　　感染管理認定看護師

　立花　亜紀子　日本看護協会 看護教育研究センター 看護研修学校 感染管理学科専任教員
　　　　　　　　感染管理認定看護師

　崎浜　智子　　医療法人鉄蕉会 亀田総合病院 感染管理室
　　　　　　　　感染管理認定看護師

【撮影協力】

　医療法人鉄蕉会 亀田総合病院
　　古谷　直子　感染管理室 感染管理認定看護師　　　細川　直登　臨床検査科部長、総合診療・感染症科
　　高橋　梨恵　CCU主任看護師　　　　　　　　　　　田中　竜馬　集中治療科部長代理、ICU室長
　　小倉　美輪　HCU看護師　　　　　　　　　　　　　鈴木　茂樹　医療技術部ME室主任
　　佐藤　理子　WOC認定看護師

　株式会社 京都科学
　株式会社 坂本モデル

CHAPTER 1
感染防止技術の基本と実践

治療目的で入院した患者が医療関連感染によって
症状を悪化させることは、医療の大きな問題となる。
看護師は適切な感染防止技術の基本を理解し、
日常的な感染対策を適切かつ迅速に、継続的に実践していかなければならない。
また、看護実践の中で感染対策を遵守することは、感染の機会を減らし、
患者とともに看護師自らの健康を守ることにつながる。
現在、感染防止の最も重要かつ基本的な対策として、
すべての患者に適応されるスタンダードプリコーション(標準予防策)と、
病原体の主要な伝播経路(空気・飛沫・接触)を遮断する感染経路別予防策があり、
これらを看護場面で必要に応じて実践することが重要となる。

目的・適応

- 病院・施設・在宅などにおいて、適切な感染防止技術の基本を理解し、日常的な感染対策を適切かつ迅速に、継続的に実践することで、すべての患者、家族、医療従事者、ケアの提供者を感染から守る。

到達目標

1 感染の成り立ちを理解し、感染防止対策を立案、実施できる。
- 感染の成り立ちについて理解できる。
- 感染成立の輪について理解できる。

2 感染防止における最も重要かつ基本的な対策である、スタンダードプリコーションの考え方を理解し、すべての患者に対して、日常の看護場面で実践できる。
- スタンダードプリコーションについて理解できる。
- 適切な手指衛生について理解し、実践できる。
- 適切な防護用具を正しく使用することができる。
  (看護場面に応じた防護用具の選択と正しい着脱方法)。

3 スタンダードプリコーションに追加し、接触・飛沫・空気の3つの感染経路に応じた感染経路別予防策を実践できる。
- 接触感染予防策
- 飛沫感染予防策
- 空気感染予防策

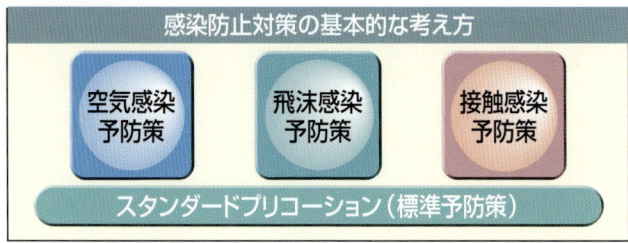

感染防止対策の基本的な考え方

感染防止技術の基本と実践

GENERAL INFORMATION

感染の成り立ち

感染とは病原微生物（病原体）が身体のある部位で増殖すること。感染により引き起こされる疾患が感染症である。感染した人すべてが発症するわけではなく、無症状の場合もある。また、発症しても典型的な症状を呈するとは限らない。宿主の防御能と微生物の病原性の強さの関係から、感染症の多様性が生じる。

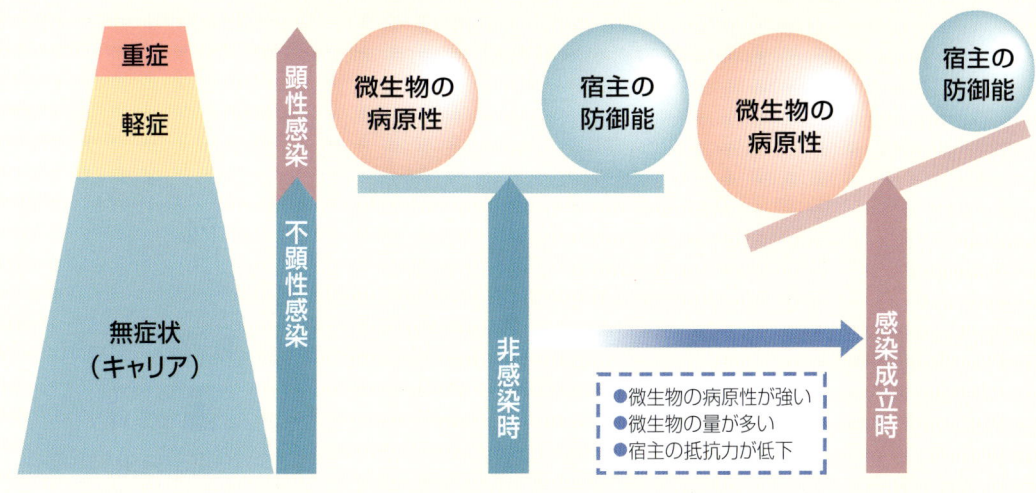

- 微生物の病原性が強い
- 微生物の量が多い
- 宿主の抵抗力が低下

感染成立の輪 (Chain of Infection)

まず、微生物が生存・増殖し、特定のルートを経て、感染を起こすリスクの高い人に侵入して、初めて感染が成立する。このプロセスは6要素の連鎖からなり、この連鎖を断ち切ることが、最も有効な感染防止対策となる。

病原体の存在
- 生体組織への付着力
- 十分な微生物の量
- 微生物の毒性

病原体を保有する宿主（病原巣／感染源／リザーバー）
- 人間、動物、環境
  ⇒患者、医療従事者、医療器具

感受性宿主
- 宿主の基礎疾患、免疫機能低下、侵襲的処置、体内留置器材の種類や数に相関して上昇
- 感受性は病原体の種類や量、接触の状況によって異なる

病原体の侵入門戸
- 微生物が感受性宿主に入るときに通る身体部位
- 鼻や口などの開口部、カテーテルやチューブ類の刺入部や開口部、皮膚の損傷部など

感染経路
- 宿主から出た病原体は、接触、飛沫、空気などの感染経路により伝播する

病原体の排出門戸
- 病原体は排出門戸を通って宿主から出ていく

すべての要素が存在し、連鎖を形成したとき、感染が成立する

CHAPTER 1

スタンダードプリコーション

- スタンダードプリコーション（Standard Precautions;標準予防策）は、「病院における隔離予防策のためのCDCガイドライン」（1996年）で提唱された、すべての患者に対して標準的に実施する感染対策である。

- 標準予防策とは、すべての患者の「血液、汗を除くすべての体液・分泌物・排泄物、粘膜、損傷した皮膚（傷のある皮膚）」を感染の可能性のある物質とみなして対応する。

- 患者と医療従事者双方の医療関連感染の危険性を減少させる。

- 具体的内容としては、「手指衛生」「防護用具の使用」「患者ケアに使用した器材などの取り扱い」「周囲の環境対策」「汚染リネンの取り扱い」「血液媒介病原体対策」「適切な患者の配置」「呼吸器衛生」がある。

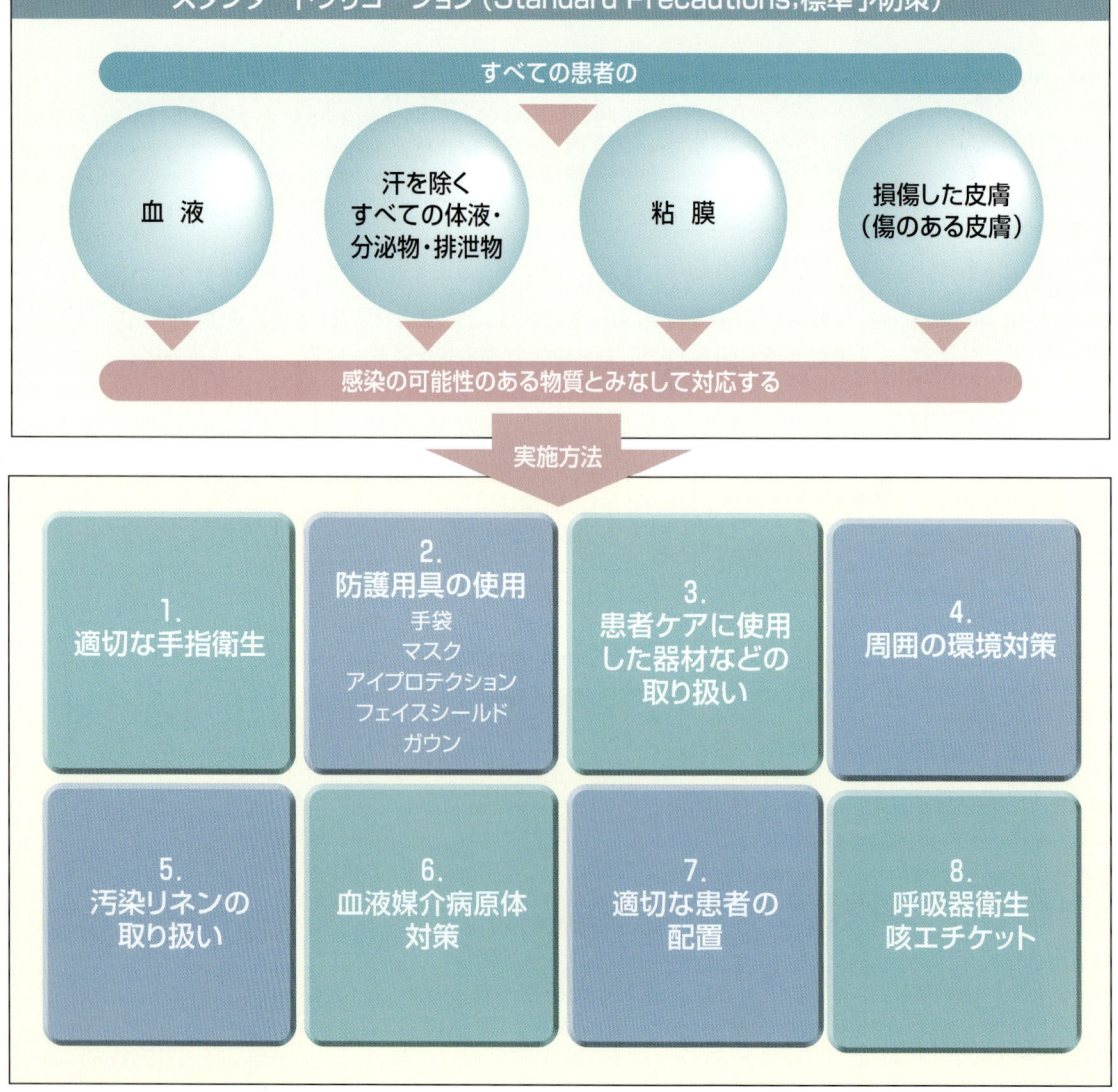

感染防止技術の基本と実践

適切な手指衛生

- 適切な手指衛生は、すべての感染防止対策の基本であり、医療関連感染防止のために不可欠である。
- 適切な手指衛生により、すべての患者・入所者・療養者を医療従事者の手指を介した交差感染から守ることができる。同時に、医療者・ケア提供者を病原微生物から守ることができる。

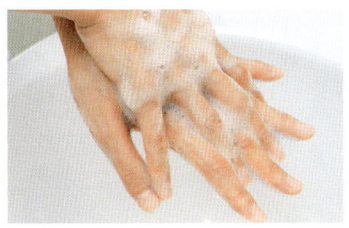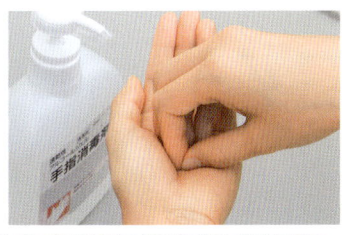

POINT
- 適切な手指衛生は、感染防止対策の基本。
- 医療従事者の手指を介した交差感染を防止。

防護用具の使用

- 患者の湿性生体物質（血液・体液・分泌物・排泄物など）で衣服が汚染される可能性があれば、ガウンやプラスチックエプロン、手袋を着用する。
- 飛沫感染が起こりうるときには、マスクやアイプロテクション（ゴーグル、メガネなど）を着用する。
- 湿性生体物質に触れた後には、手袋着用の有無にかかわらず、手洗いをする。
- 湿性生体物質に接触するときは手袋を着用し、使用後には手洗いをする。

手袋
プラスチックエプロン

POINT
- 湿性生体物質に触れたり、汚染される可能性があれば、防護用具を使用。

手袋の着用
- 血液および体液に触れる場合。
- 粘膜・創部に触れる場合。
- 血液・体液で汚染された物品あるいは環境の表面を扱う場合。
- 静脈穿刺や血管確保の処置を行う場合。
- 医療従事者の手に創や炎症がある場合。

POINT
- 手袋は1人の処置ごと、不潔部位から清潔部位への移行時に、必ず交換する。
- 手袋を外した後には、必ず手洗いを行う。
- 手袋を外すときは、汚染した手袋で手を汚さないよう注意。

マスク、アイプロテクション、フェイスシールドの着用
- 顔面・粘膜の保護。
- 血液、そのほかの体液の飛沫が予想される処置、ケアを行う際に着用する。

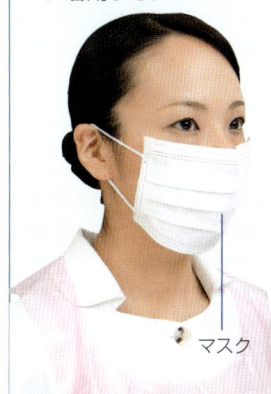

マスク

ガウン・エプロンの着用
- 血液、その他の体液の飛散が予想される際、着用。
- 皮膚・着衣に体液が染み込む汚染を防ぐ。
- ガウン、エプロンは防水性・撥水性のものを使用。

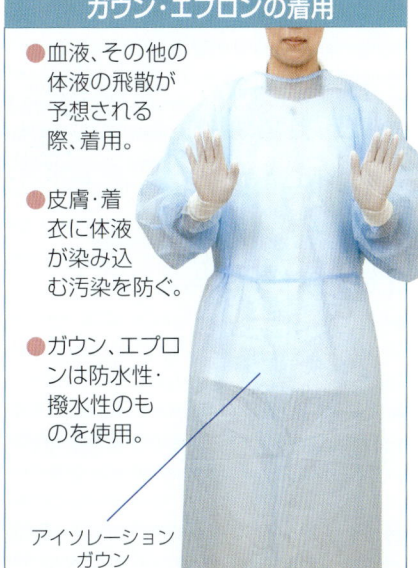

アイソレーションガウン

CHAPTER 1

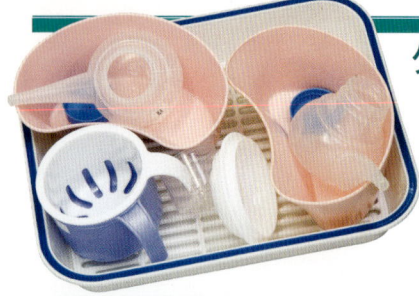

ケアに使用した器材の取り扱い (CHAPTER 2参照)

- 血液・体液・分泌物で汚染した器具・器材は、皮膚との接触、着衣の汚染、病原体による周囲の汚染を避けるように扱う。
- 再使用する器具・器材は、ほかの患者のケアに安全に使用できるよう、使用目的により洗浄・消毒・滅菌などの適切な処理を行う。

周囲の環境対策 (CHAPTER 2参照)

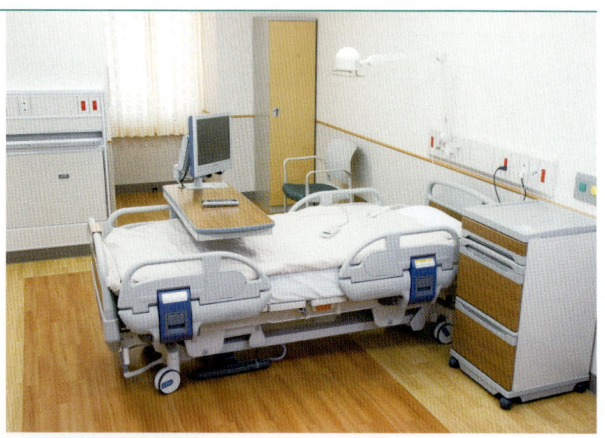

- 環境の表面、ベッド、ベッド柵、ベッド周囲の器具、そのほか頻回に触る場所の手入れ、清掃、消毒の適切なマニュアルを作成し、実行されているかを確認する。
- 壁・床、そのほか環境表面は、消毒・滅菌は不要。洗浄と汚染の除去を日常的に行う。
- 床などにこぼれた血液や体液は、その部分のみに適切な消毒薬を使用する。消毒薬の噴霧はしない。

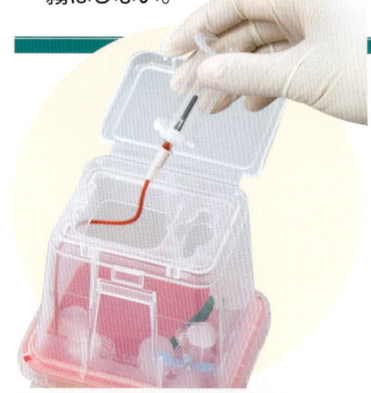

血液媒介病原体対策

- 以下のような状況にあるときは、針・メス、そのほか鋭利な器械・器具による受傷を防止する。
  1. 鋭利な器具を扱っているとき、処置のとき。
  2. 使用済みの器具を洗浄しているとき。
  3. 使用済みの針を捨てるとき。
- 蘇生が必要なときは口と口との接触を避け、マウスピース、蘇生用バッグ、そのほかの呼吸器具を用いる。

適切な患者の配置

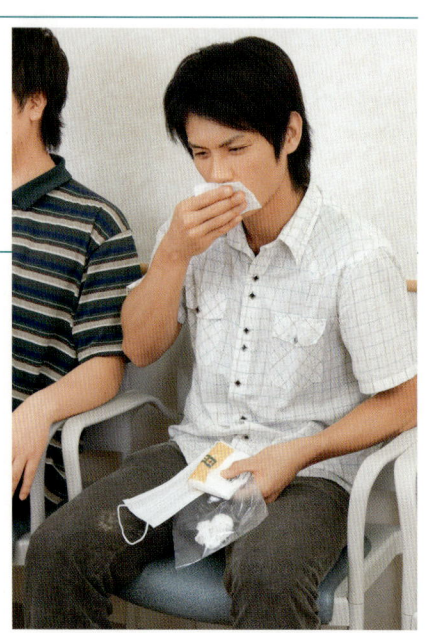

- 環境を汚染する患者、清潔を維持するための協力を得られない患者は個室に収容する。
- 個室が空いていない場合は、感染管理の専門家に相談する。

呼吸器衛生／咳エチケット

- 気道分泌物を封じ込めるため、呼吸器感染症の徴候・症状のある、すべての人に推奨される予防策である。
- 医療施設において、インフルエンザを含むすべての呼吸器感染症の伝播を防止するため、潜在的な感染症患者と接触する最初の場所で、感染対策を実施する。
- 咳エチケット
  - 呼吸器症状のある患者全員に、鼻・口にティッシュペーパーを当てて、咳・くしゃみをするよう指導する。
  - 症状のある患者に咳エチケットセット（ティッシュペーパー、ビニール袋、マスク）を渡すとよい。

手指衛生の方法

 手指衛生は、感染防止対策の基本である。

 手指衛生は、患者を医療従事者の手指を介した交差感染から守り、医療従事者を病原微生物から守る。

手が目に見えて汚れている

■手が目に見えて汚れている下記の場合に、非抗菌性石けんと流水、または抗菌性石けんと流水のいずれかで手を洗う。

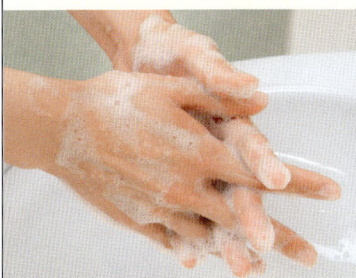

1. 手に目に見える汚れや蛋白物質による汚染がある。
2. 血液やほかの体液で、目に見える汚染がある。

手が目に見えて汚れていない

■手が目に見えて汚れていない下記の場合に、速乾性擦式消毒薬を用いて、手指の汚染を除去する。あるいは抗菌性石けんと流水を用いて手を洗う。

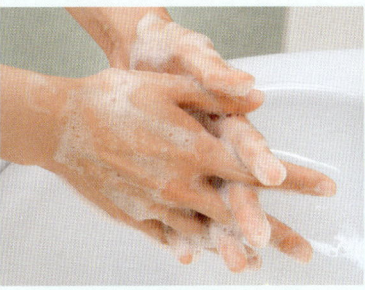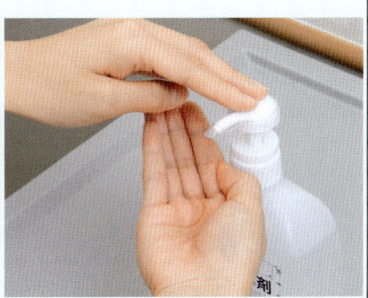

1. 患者と直接接触する前
2. 中心静脈カテーテルを挿入する際、滅菌手袋を着用する前
3. 導尿用カテーテル、末梢血管カテーテルのほか、外科的処置を必要としない侵襲的医療器具を挿入する前
4. 患者の健常皮膚に接触した後
5. 体液、分泌物、粘膜、非健常皮膚への接触や創処置の後
6. 患者ケア中に身体の汚染部位から、清潔部位へ移る場合
7. 患者のすぐそばにある無生物物質（医療器材を含む）に接触した後
8. 手袋を外した後

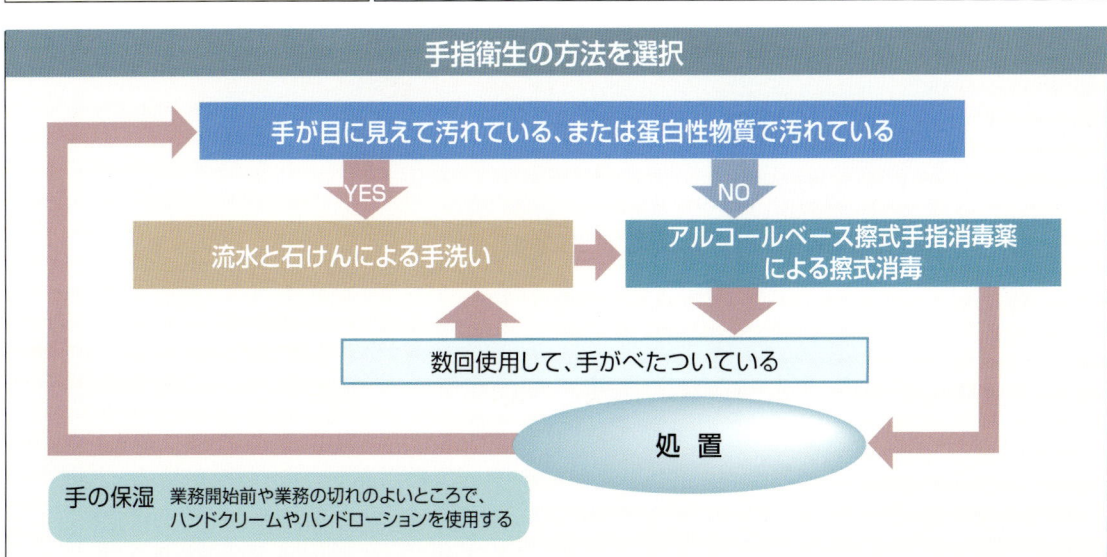

CHAPTER 1

1 石けんと流水による手洗い

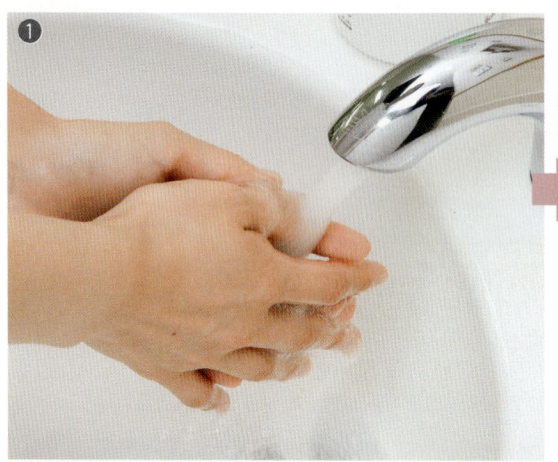

❶ 流水の下で手をもみ合わせ、両手をぬらす。

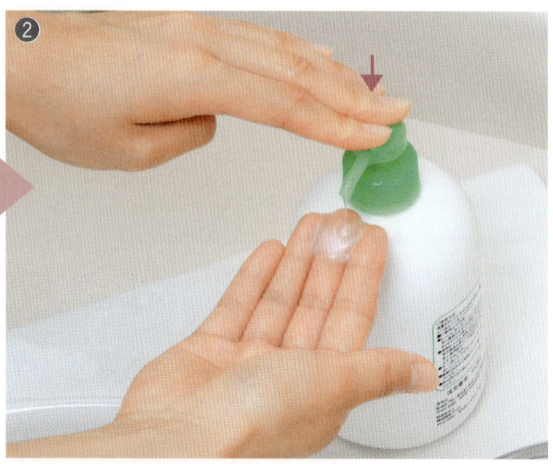

❷ 石けんを適量、手のひらにとる。

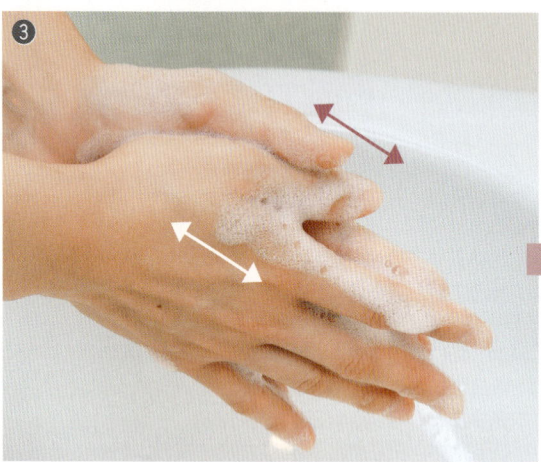

❸ 両方の手のひらをこすり合わせ、石けんを泡立てる。

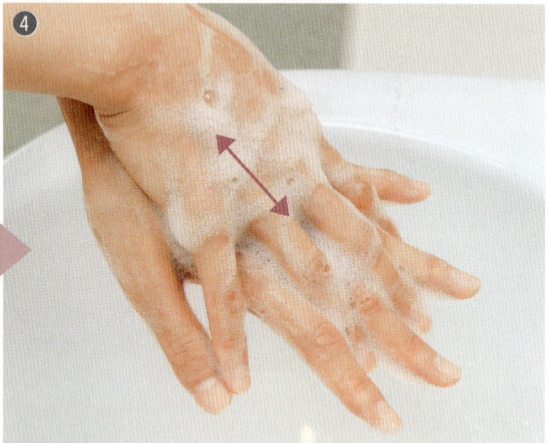

❹ 片方の手のひらで、もう片方の手の甲をこすって洗う。反対側も同様に洗う。

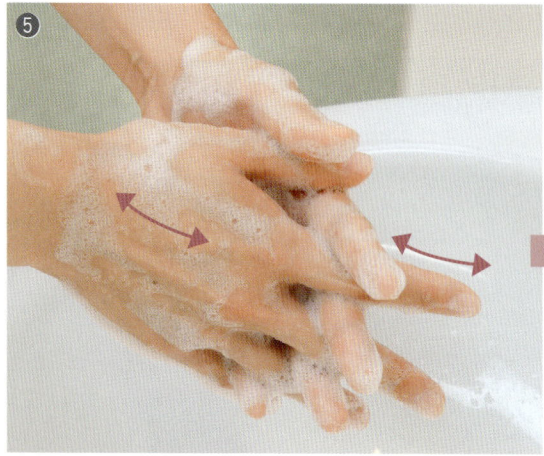

❺ 両手の指を組み合わせて、こすり合わせ、指の間を洗う。

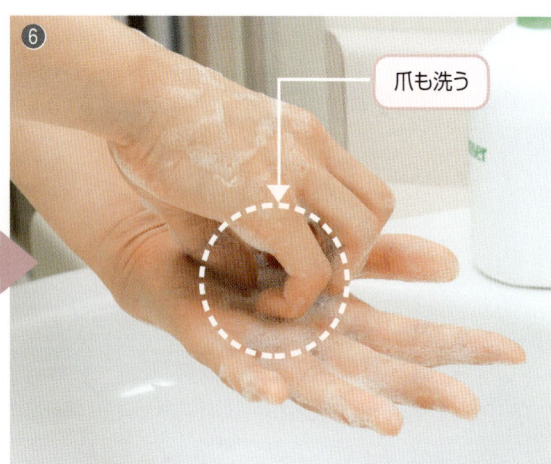

爪も洗う

❻ 片方の手のひらに、もう片方の手の指先をこすりつけて爪、爪と皮膚の間、指の腹を洗う。

感染防止技術の基本と実践

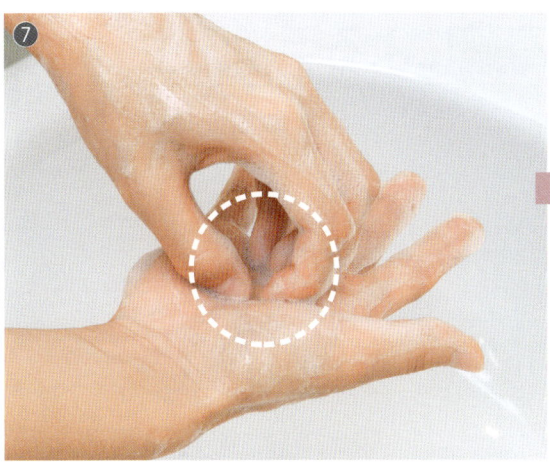

❼ 反対側の手の指先も同様にして洗う。

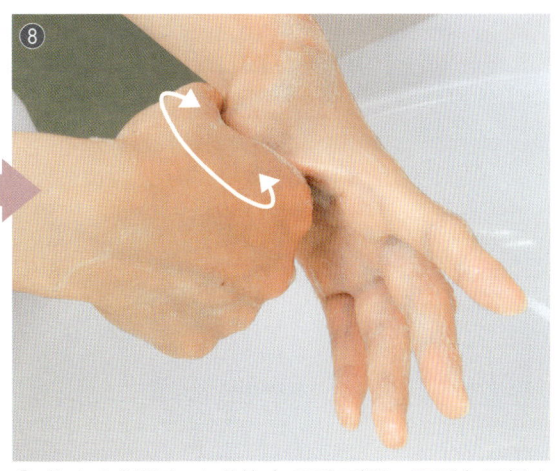

❽ 片方の親指を、もう片方の手で握り、両手を回転させて洗う。

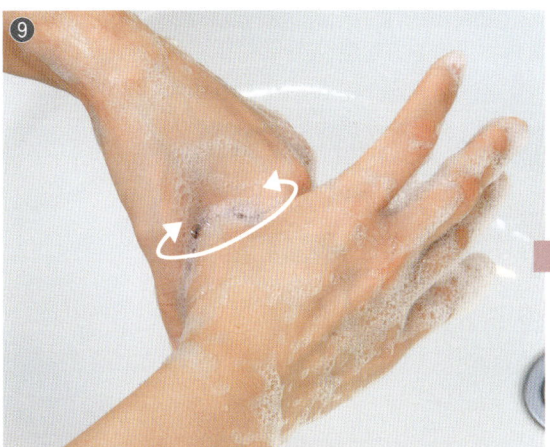

❾ 反対側の親指も、同様にして洗う。

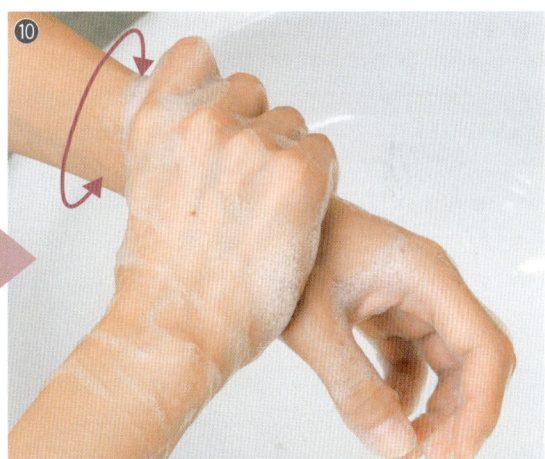

❿ 片方の手で、もう片方の手首を握り、両手を回転させて洗う。反対側の手首も、同様に洗う。

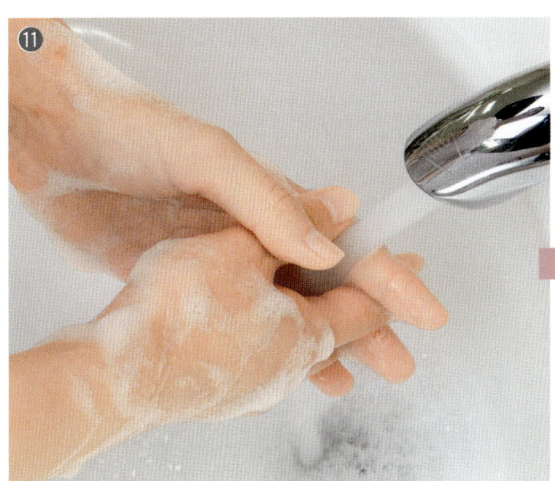

⓫ 流水の下で両手をもみ合わせ、十分に石けん分を洗い流す。

⓬ 手先を上に向けたまま、紙タオルで水分を拭き取る。

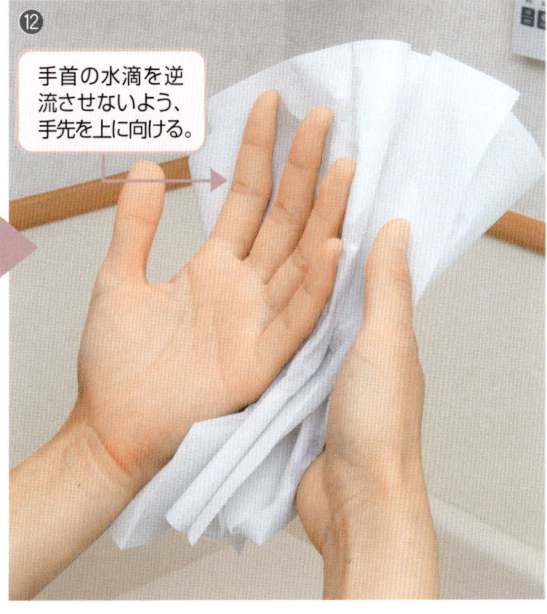

手首の水滴を逆流させないよう、手先を上に向ける。

CHAPTER 1

2 速乾性擦式手指消毒薬による手指衛生

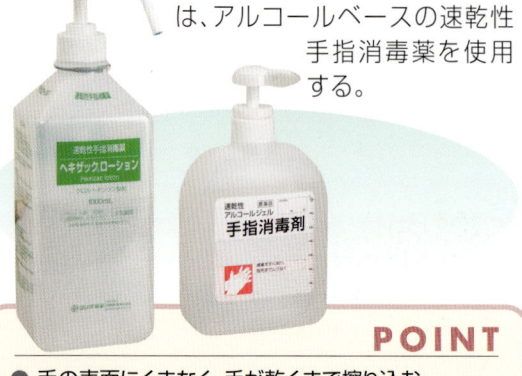

手に目に見える汚れがない場合は、アルコールベースの速乾性手指消毒薬を使用する。

POINT
- 手の表面にくまなく、手が乾くまで擦り込む。
- 速乾性擦式手指消毒薬には洗浄作用がないので、目に見える汚れがある場合は、石けんと流水で手を洗う。

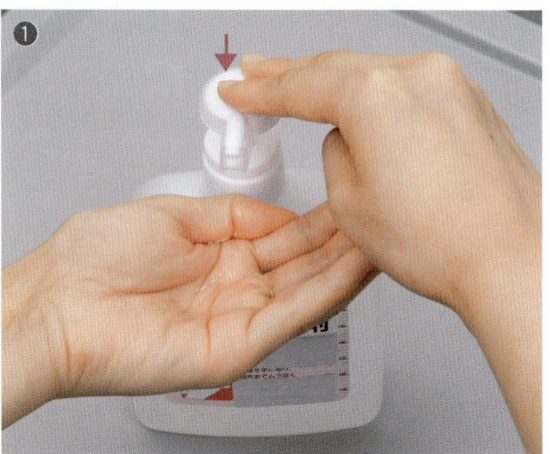

❶ 片手でポンプを押し、もう片方の手のひらに適量の消毒薬をとる。

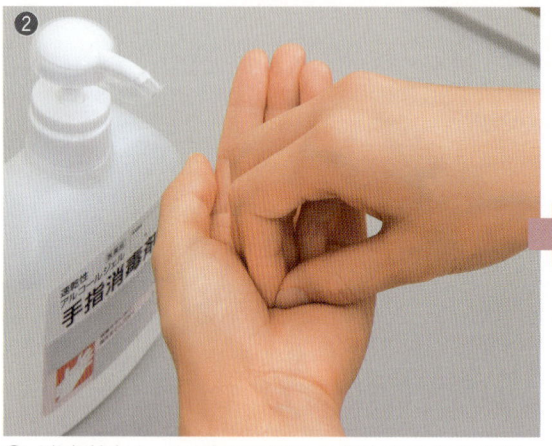

❷ 消毒薬をとった手のひらに、もう片方の指先の爪、爪と皮膚の間、指の腹をこすりつける。

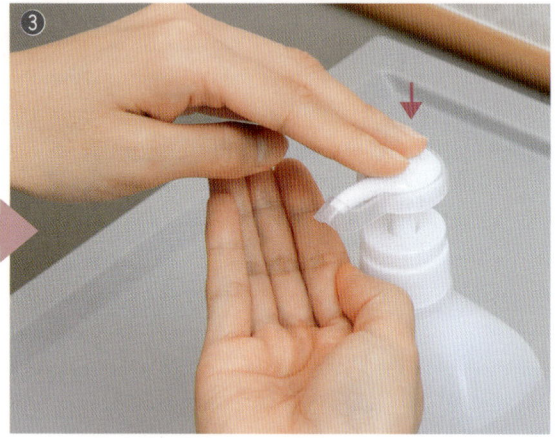

❸ 反対側の手のひらにも、適量の消毒薬をとる。

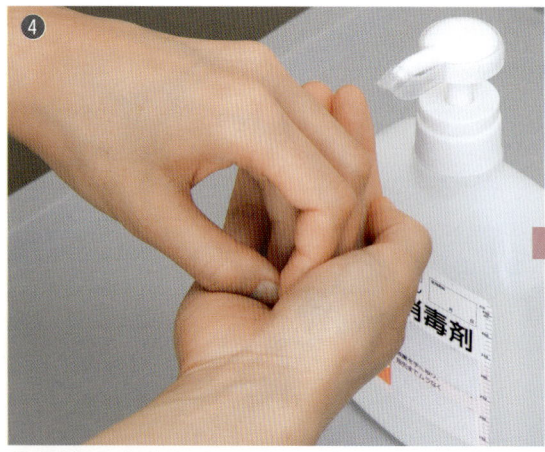

❹ 同様に、指先を手のひらにこすりつける。

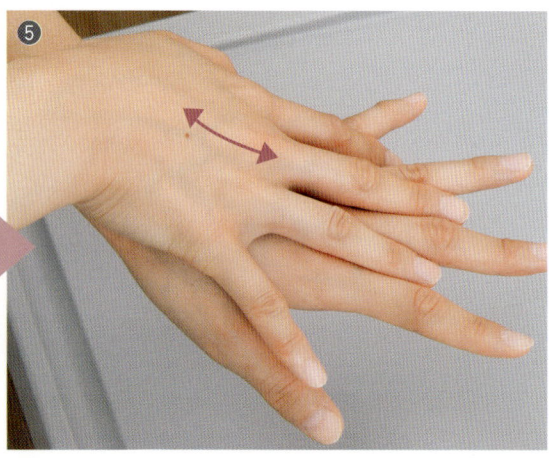

❺ 片方の手のひらで、もう片方の手の甲に擦り込む。さらに、指を組み合わせて、指の間に擦り込む。反対側も、同様に行う。

感染防止技術の基本と実践

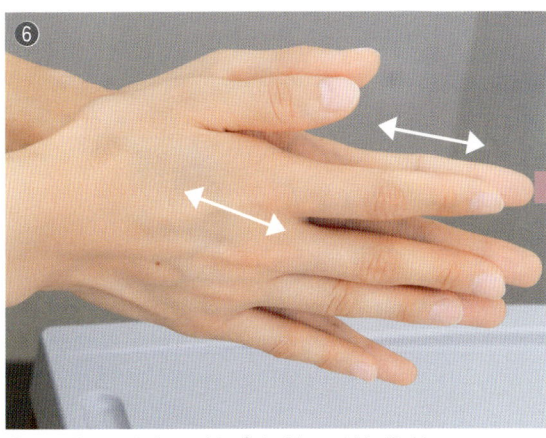

⑥ 両手のひらをこすり合わせて、擦り込む。

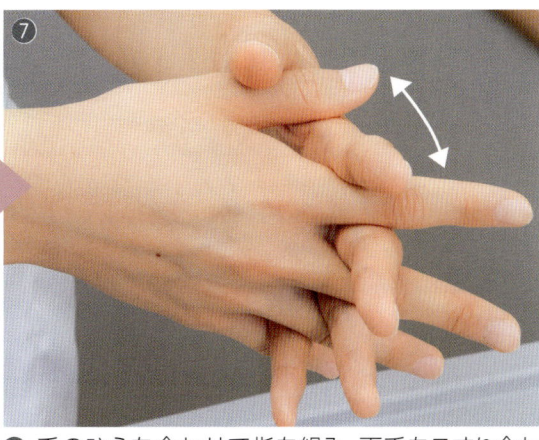

⑦ 手のひらを合わせて指を組み、両手をこすり合わせるようにして、指の間に擦り込む。

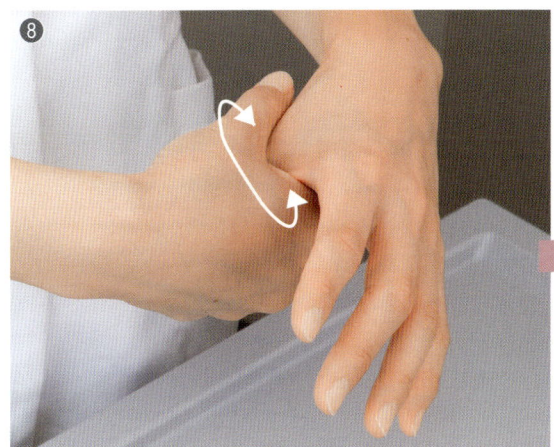

⑧ 片方の手で、もう片方の親指を握り、両手を回転させて擦り込む。反対側の親指も、同様に行う。

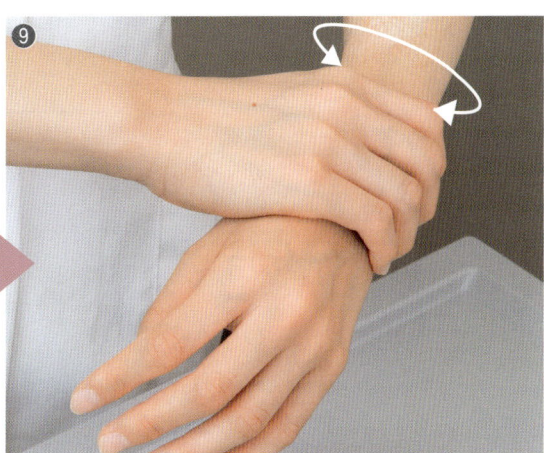

⑨ 片方の手で、もう片方の手首を握り、両手を回転させて擦り込む。反対側の手首も同様に行う。

POINT
手の洗い残しやスキンケアに注意!

- 指先や爪の生え際、指の間、親指、手首など、洗い残しをしやすい部位を意識して洗う。
- 業務についている間は、頭髪・顔・鼻・目などに手を持っていかない。
- 爪を短く切り、指輪や腕時計を外す。
- 手荒れがあると皮下に小膿瘍が形成され、そこに病原微生物が定着しやすい。手洗いで除去しにくいため、スキンケアで手荒れを予防する。

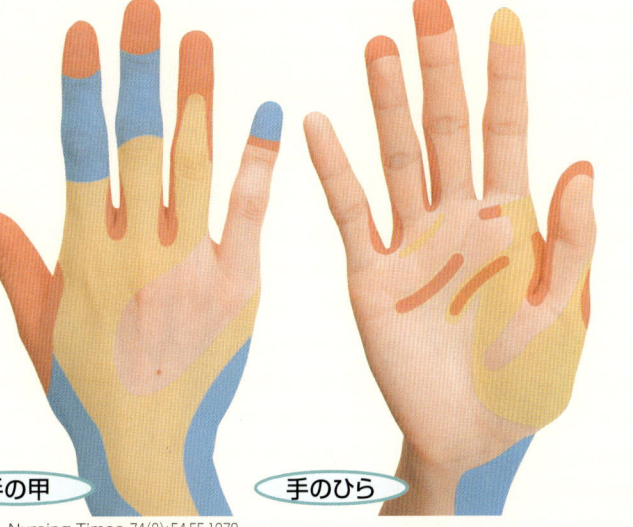

● もっとも手洗いをしそこないやすい部位
● やや手洗いをしそこないやすい部位

手の甲　手のひら

Taylor LJ:An evaluation of handwashing technique-1. Nursing Times 74(2):54-55,1978.

CHAPTER 1

防護用具の着脱方法

- 防護用具は、正しい順序で着用し、正しい順序で外すことが大切である。
- 防護用具は、感染を防止する安全な方法で使用する。

防護用具の正しい着脱方法

- 正しい順序で着用し、正しい順序で外すことで、安全性を発揮する。

着用順序
1. 手指衛生
2. ガウン、プラスチックエプロン
3. マスク
4. ゴーグル、フェイスシールド
5. 手袋

外す順序
1. 手袋
2. 手指衛生
3. ゴーグル、フェイスシールド
4. ガウン、プラスチックエプロン
5. マスク
6. 手指衛生

防護用具の安全な使用法

- 手袋をした手は、顔から離しておく。
- 手袋をした手で、ほかの防護用具に触ったり、調節したりしない。
- 手袋が破れたら、新しい手袋に替える。その際、着用前に手指衛生を行う。
- 手袋をした手で触る表面や器具を限定する。

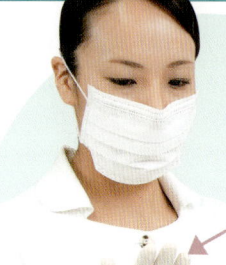

顔から離しておく

防護用具の「汚染」「清潔」区域

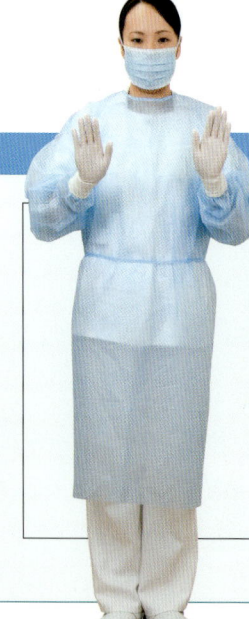

汚染区域
…前部の外側
- ■感染病原体がいたかもしれない
- ●体の部位
- ●物質
- ●環境表面
に触った、あるいは触った恐れのある防護用具の区域

清潔区域
…背部・内側
- ■感染病原体に触った恐れがない防護用具の区域
- ●内側
- ●背部の外側
- ●頭や背中のひも

感染防止技術の基本と実践

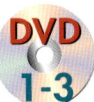 プラスチックエプロンの着用法

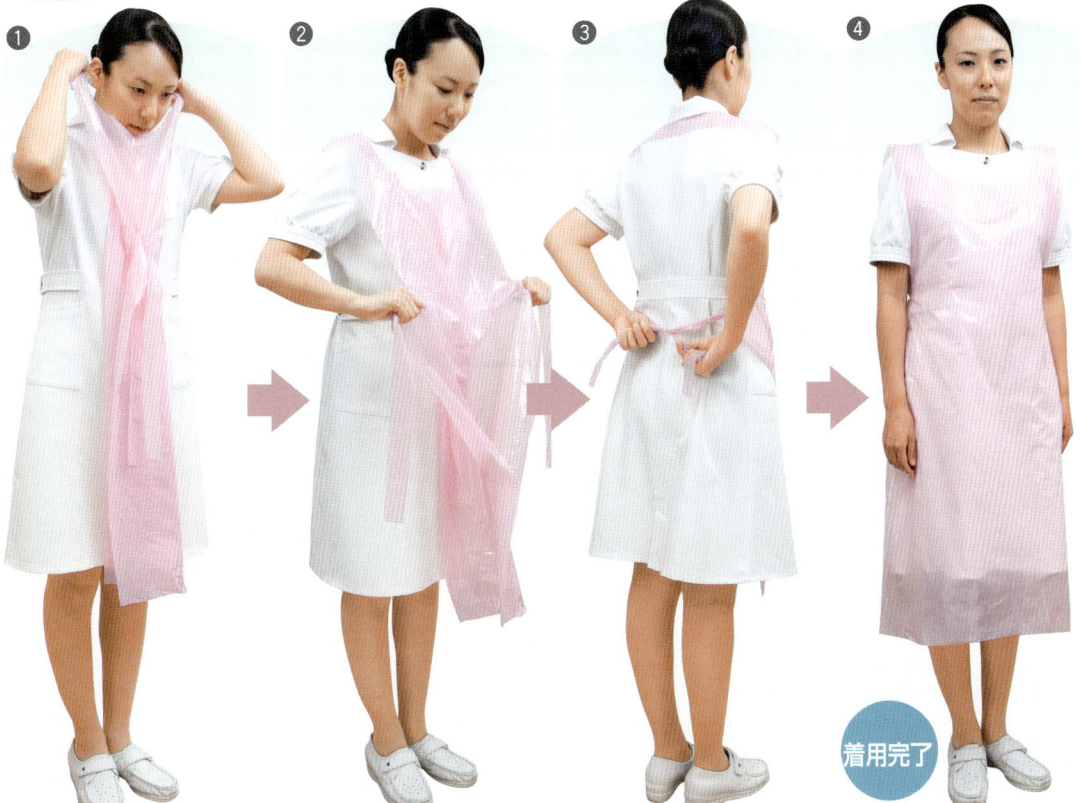

❶ 首にかける輪の部分を持って、頭をくぐらせる。

❷ 腰ひもを両側に開き、エプロンを広げる。

❸ そのままひもを背部に回し、腰の部分で結ぶ。

POINT
- プラスチックエプロンは、できるだけ表面に触らないようにして取り出す。
- 襟ぐりが開きすぎる場合は、首にかける輪をちぎり、結んで調節する。

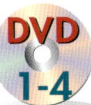 サージカルマスクの着用法

❶ マスクで鼻・口・顎を覆い、可変式の鼻部分を鼻梁にフィットさせる。

❷ 耳にゴムをかけるか、上のひもを後頭部、下のひもを後頸部で結ぶ。

POINT
- 上のひも→下のひもの順番に結ぶ。
- 隙間なくフィットするよう、鼻の部分、ひもの締め具合、マスクのひだの伸ばし具合で調整する。

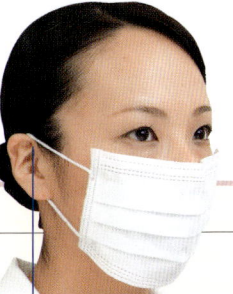 耳ゴムタイプ

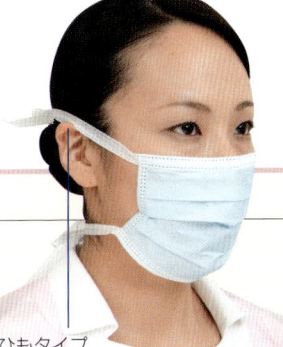 ひもタイプ

CHAPTER 1

PROCESS 3 ゴーグルの着用法

ゴーグルは目を覆うように取り付け、イヤーピースかヘッドバンドで頭にしっかりと固定。快適にフィットするよう調節する。

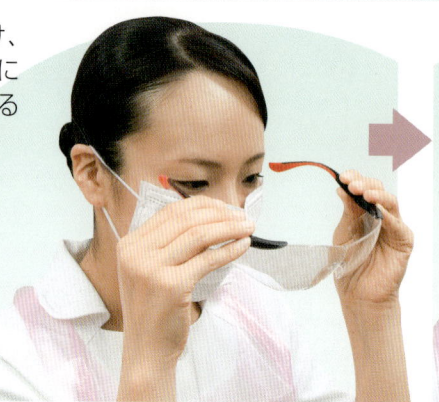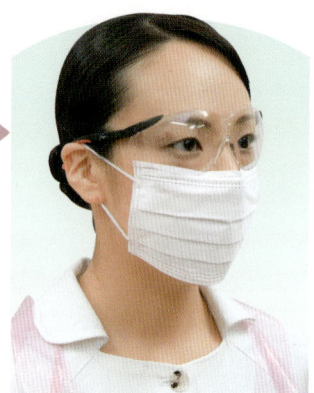

POINT
- フェイスシールドを着用する場合は、ヘッドバンドで額の上に固定する。

PROCESS 4 手袋の着用法

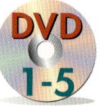

手袋は、最後に着用する。正しいタイプとサイズを選択。片方の手で手袋の端を持ち、もう片方の手を挿入する。
アイソレーションガウンを着用する場合は、手袋で袖口を覆うようにする。

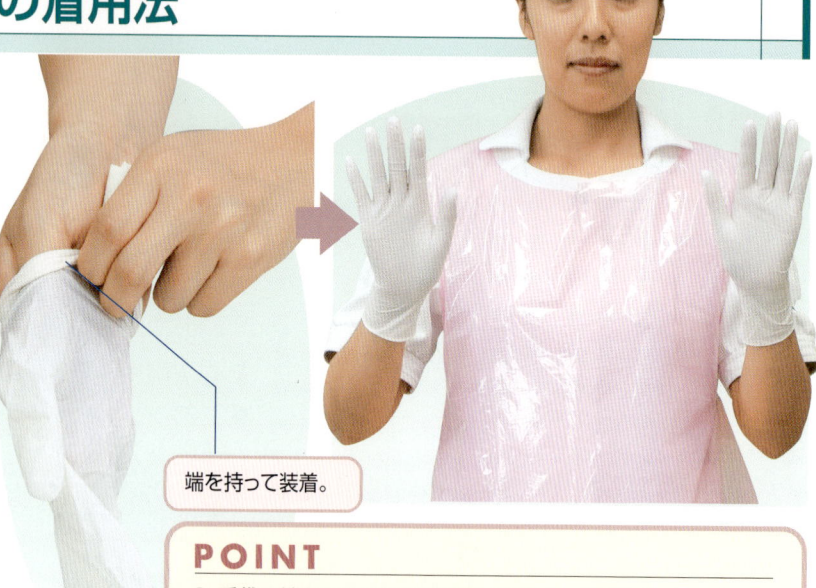

端を持って装着。

POINT
- 手袋の端をあらかじめ折り返しておくと、装着しやすい。
- 手袋をした手は、顔から離しておく。

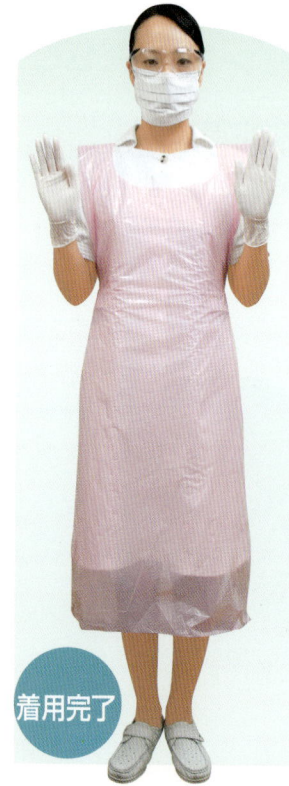

着用完了

STUDYING
防護用具を外す場所は？

病室で外す	手袋、ゴーグル、フェイスシールド、プラスチックエプロン、ガウンなどは、病室で外す。
↓	
病室を出て外す	マスクは、病室を出た部屋の外で、ドアを閉めた後に外す。

近くに手洗い設備（シンク、速乾性擦式手指消毒薬）があり、使用できることが必要である。

感染防止技術の基本と実践

PROCESS 5 手袋の外し方

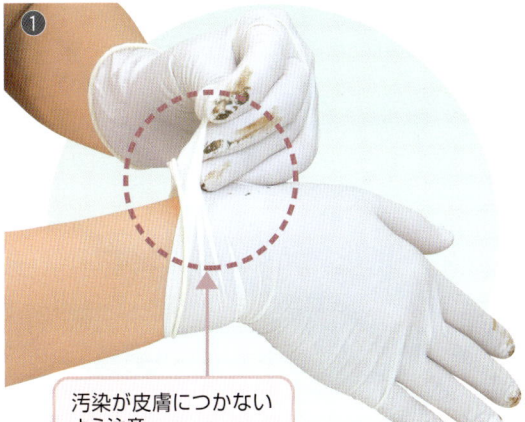

❶❷ 手首近くの縁の外側をつまみ、手袋が中表になるよう、手から外す。

❸❹❺ 外した手袋を丸めて、手袋装着側の手に持つ。手袋と手首の間に指を滑り込ませ、丸めた手袋を内側に入れたまま、手袋を中表にして外す。

❻ 中表となった手袋を廃棄する。

❶ 汚染が皮膚につかないよう注意。

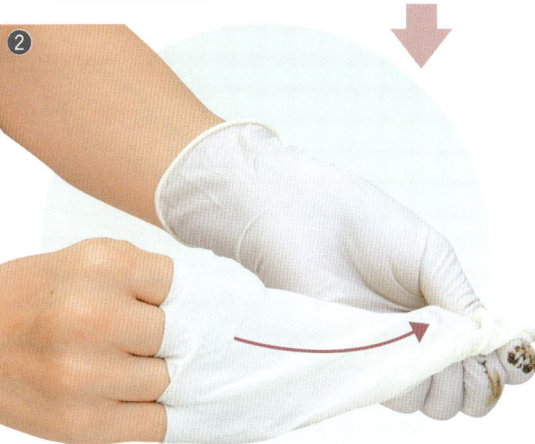

❷

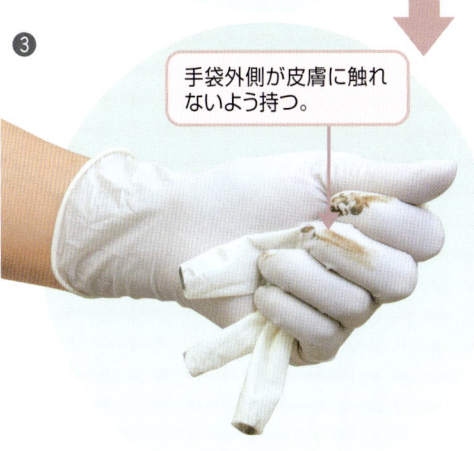

❸ 手袋外側が皮膚に触れないよう持つ。

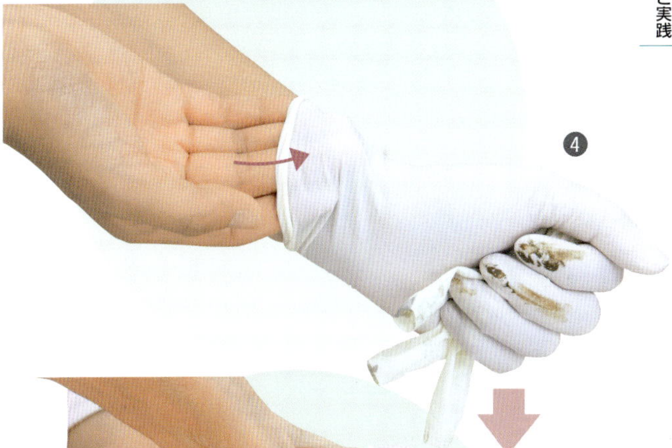

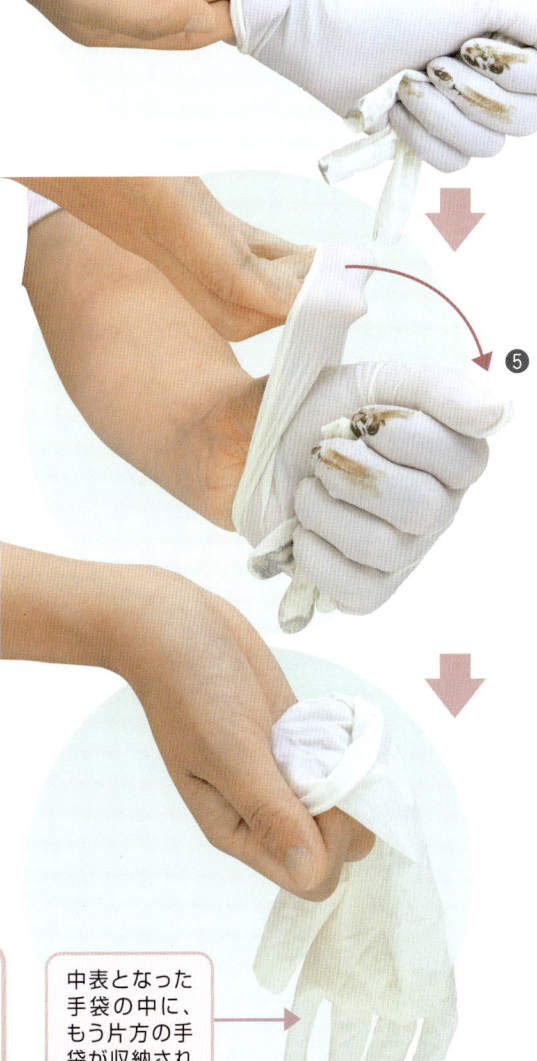

❹

❺

❻ 中表となった手袋の中に、もう片方の手袋が収納されている。

POINT
- 手袋を裏返しながら外すことで、手袋外側の汚染を内側に閉じ込める。
- 手袋外側が皮膚に触れないよう注意する。

CHAPTER 1

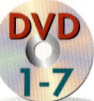 プラスチックエプロンの外し方

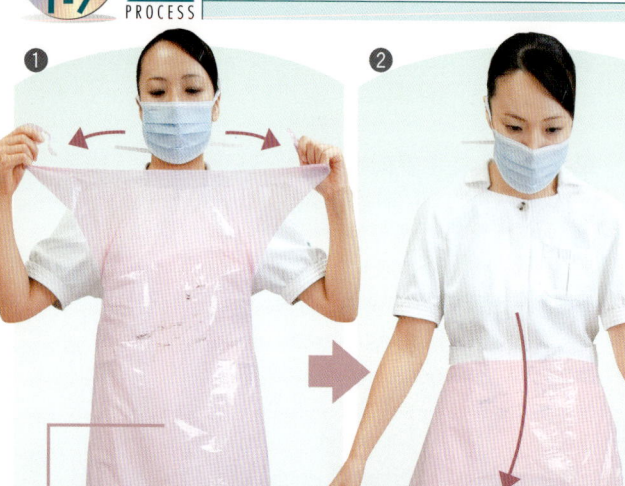

❶❷ 首の後ろを両手で引っ張って破り、前にたらす。

❸ 裾を両手で持ち、中表になるよう丸めていく。腰の部分で、両手で引っ張り、腰ひもを破る。

❹ さらに、小さくたたんで廃棄する。

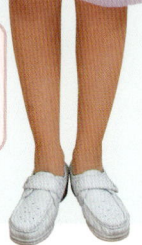
汚染表面に素手で触れないよう注意。

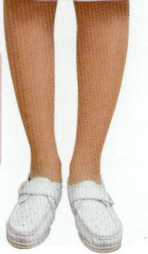
汚染を内側に閉じ込めていく。

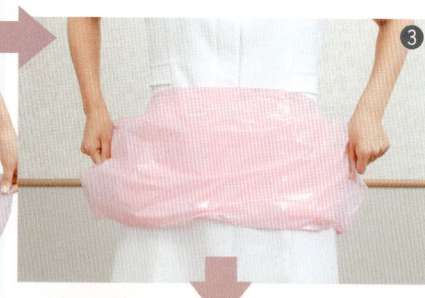

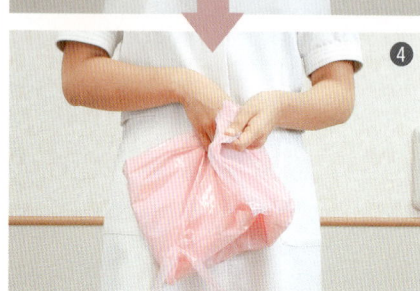

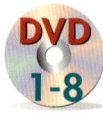 サージカルマスクの外し方

❶ 下のひもをほどいてから、上のひもをほどき、顔から外す。

❷ サージカルマスクの外側は汚染区域である。汚染区域に触れないよう、ひもの端をつまんで廃棄する。

マスク外側に触れないよう、ひもの端をつまむ。

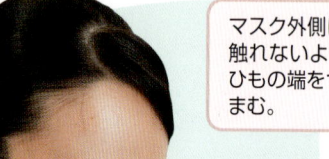
サージカルマスクの外側は汚染区域。

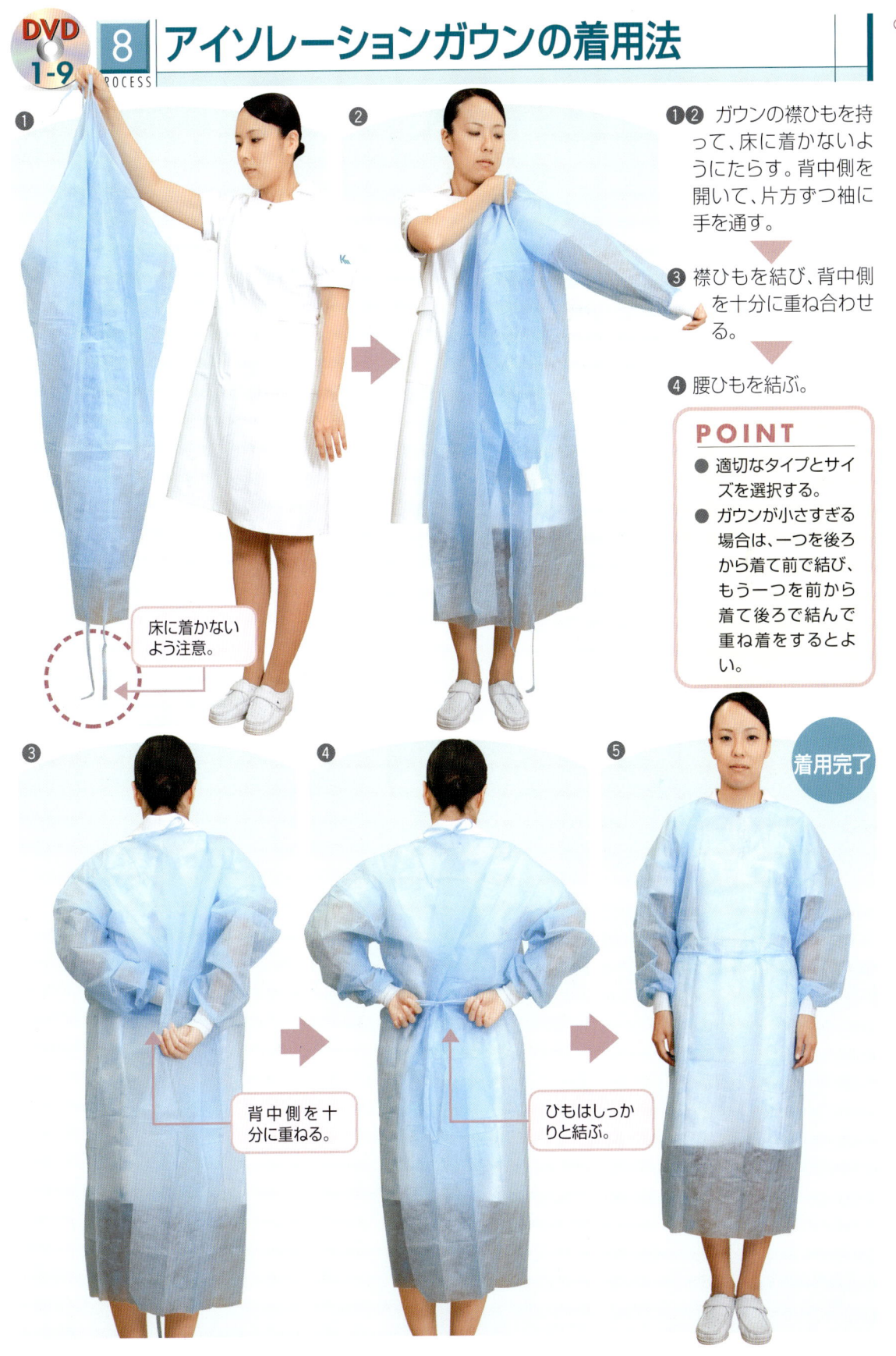

CHAPTER 1

9 アイソレーションガウンの外し方

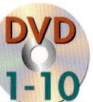

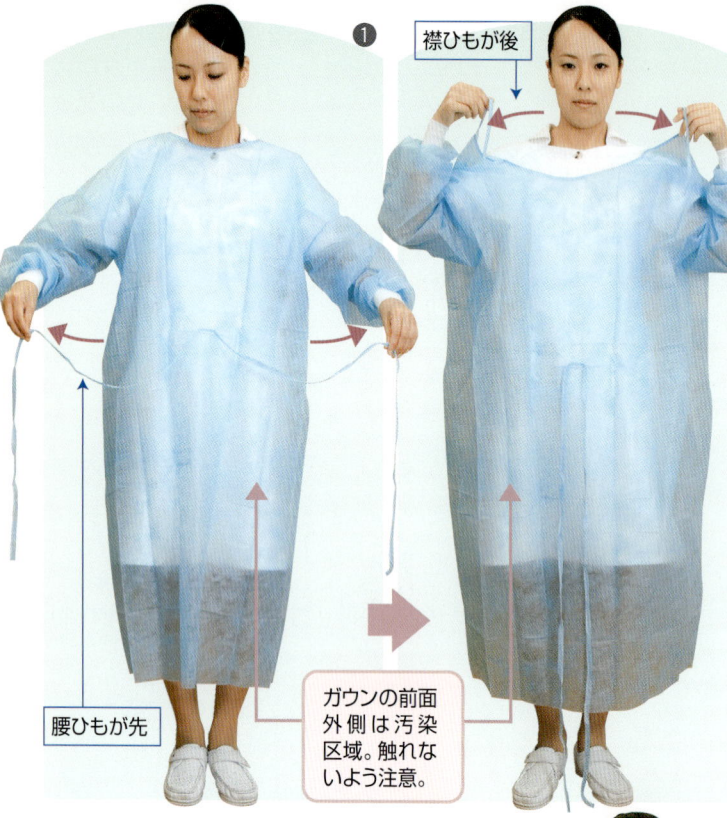

❶ まず腰ひもを外し、次に襟ひもを外して、中表となるよう肩から外す。

❷ 片方の袖に片手を差し入れ、腕を抜いて、袖の内側に入れる。

❸ 袖の内側から、もう片方の袖を引いて腕を抜く。

❹ 中表になるよう、両腕からガウンをたらす。

❺ 両袖の中から、中表となるようガウンを巻いていく。

❻ 小さくたたんで廃棄する。

襟ひもが後

腰ひもが先

ガウンの前面外側は汚染区域。触れないよう注意。

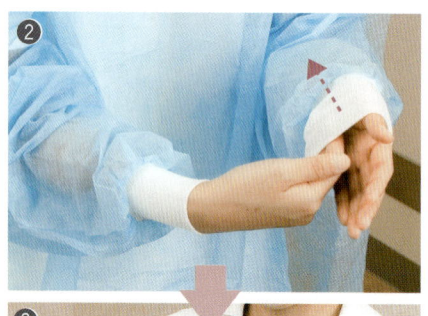

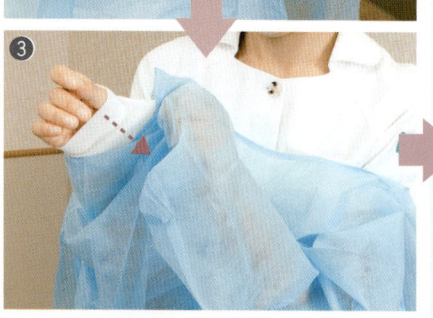

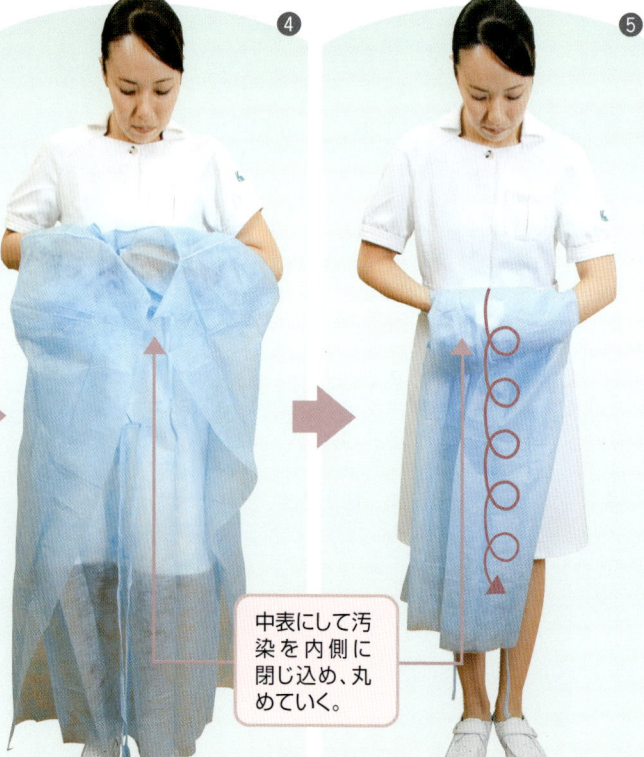

中表にして汚染を内側に閉じ込め、丸めていく。

POINT
● ガウン前面外側は汚染区域。外側に触れないよう、手を袖の中に引き、袖の中からガウンを丸めていく。

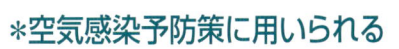

10 N95マスクの着用法 *空気感染予防策に用いられる

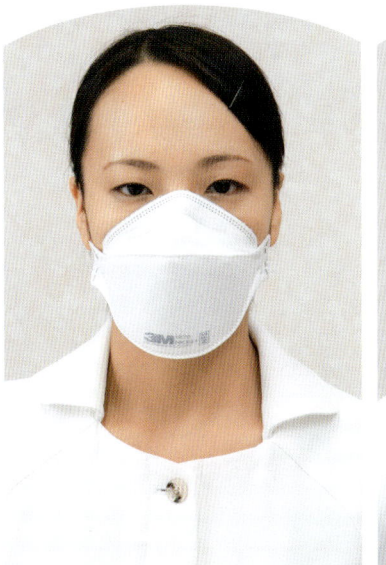
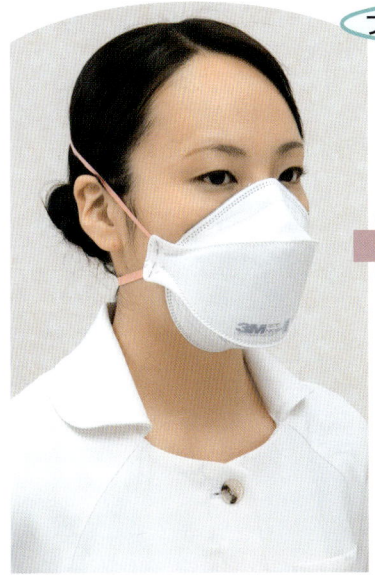

フィットチェック

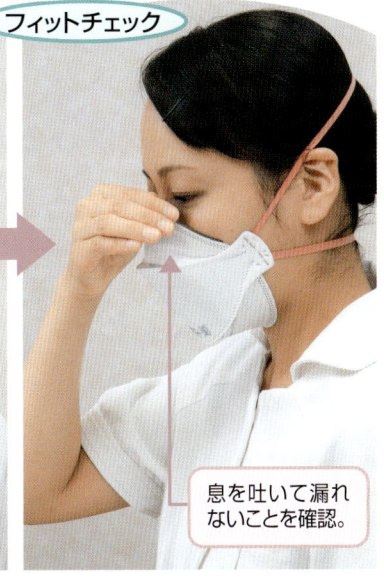

息を吐いて漏れないことを確認。

❶ 鼻当てを上にし、鼻・口・顎を覆うようにマスクを当てる。上のゴムを後頭部に、下のゴムを後頸部にかける。

❷ 両手で鼻当てを押さえ、鼻に隙間なくフィットさせる。

❸ 片手を鼻の上にかざし、息を吐いて空気が漏れていないことをチェックする（フィットチェック）。

POINT
N95マスクは、空気感染予防策に用いられる

- N95マスクは、空気感染予防策に用いられる濾過マスクである。空気が漏れないよう使用することが大切。着用直後、入室直前にはフィットチェックを行う。
- 着用中、息苦しく感じたり、使用後にゴム跡がつく場合があるが、隙間を作らず正しく使用する。
- マスクは湿ったり、汚れたら交換する。病室の外で着用し、退室してドアを閉めてから外す。

STUDYING

N95マスクのフィットテスト

N95マスクのフィットテストは、サッカリン（甘味）を用いて行われる。
N95マスクを着用して、さらにフードをかぶり、噴霧口からサッカリン原液を噴霧する。甘味を感じれば、漏れがあることになる。
マスクをする前に、100倍希釈のサッカリンを噴霧して、被検者の甘味に対する感受性を確認しておく。

甘味を感じれば、漏れあり。

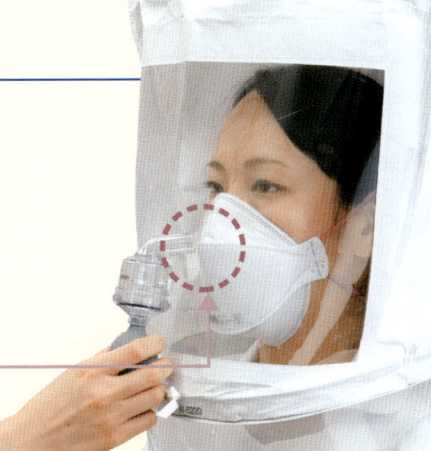

CHAPTER 1

感染経路別予防策

- 感染経路別予防策（Transmission-based Precautions）とは、感染性の強い病原体を持っていたり、そのような病原体に感染している可能性がある患者に対して、標準予防策に追加して実施する。

- 病原体の感染経路から、次の3つの対策をとる。
  - 接触感染予防策（Contact Precautions）
  - 飛沫感染予防策（Droplet Precautions）
  - 空気感染予防策（Airborne Precautions）

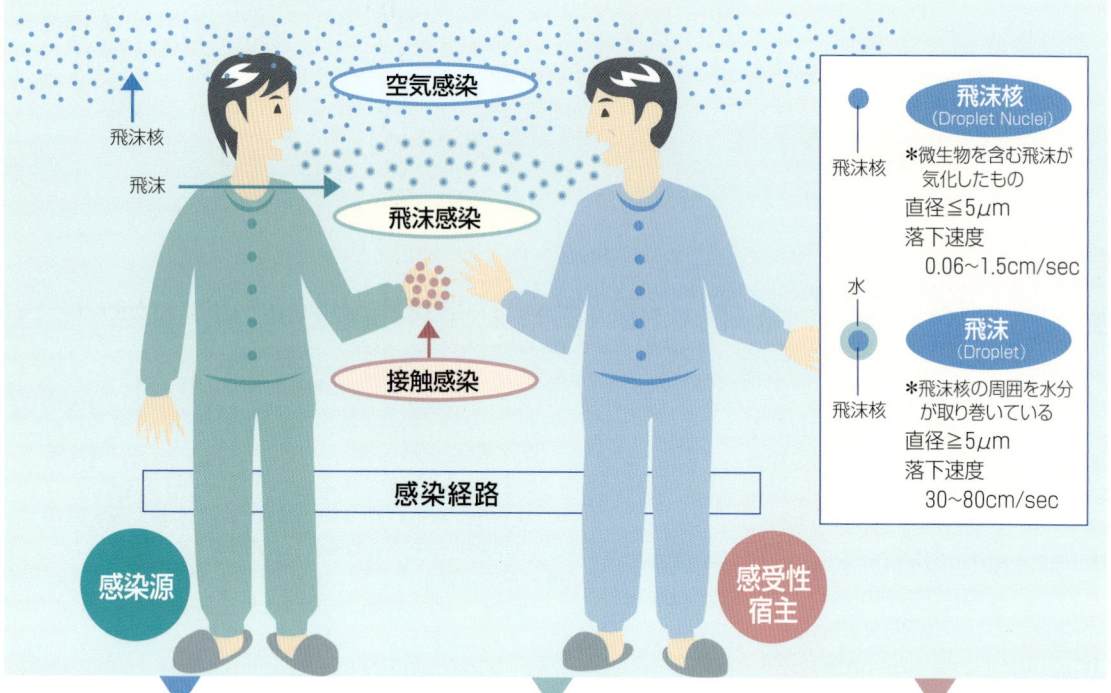

空気感染

【感染症】
- 水痘
- 麻疹
- 結核（疑い）、肺または咽頭病変
- 帯状疱疹（播種性もしくは免疫不全患者）

【感染経路】
- 飛沫核が空気の流れで拡散し、同室内や、より遠く離れた感受性のある人が吸引。

飛沫感染

【感染症】
- 風疹
- インフルエンザ
- 百日咳
- 流行性耳下腺炎、ほか多数

【感染経路】
- 咳・くしゃみ・会話
- 気管内吸引
- 気管支鏡検査

* 微生物を含む飛沫が30～80cm進み、粘膜・鼻粘膜・口に付着する。
* 飛沫は空中に浮遊し続けないため、特別な空調や換気は不要。

接触感染

【感染症】
- 腸管出血性大腸炎（O157など）
- 疥癬
- 流行性角結膜炎
- MRSA感染
- ロタウイルス感染症、ほか多数

【感染経路】
直接接触感染
- 皮膚と皮膚の接触。
- 体位変換、入浴などの直接的な患者ケア。

間接接触感染
- 汚染された器具や包帯。
- 患者間で交換されなかった汚染手袋など。

感染防止技術の基本と実践

接触感染予防策

- 原則として、患者を個室に収容する。
- 入室時に手袋を着用する。
- 退室時に手袋を外し、手洗いをする。
- 患者に直接接触するケアを行うときは、部屋に入る際、ガウンまたはプラスチックエプロンを着用する。
- 聴診器・血圧計などは患者専用とする。

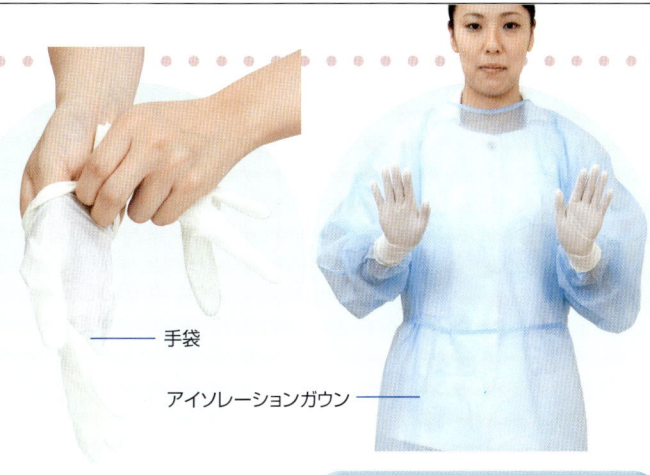
手袋
アイソレーションガウン

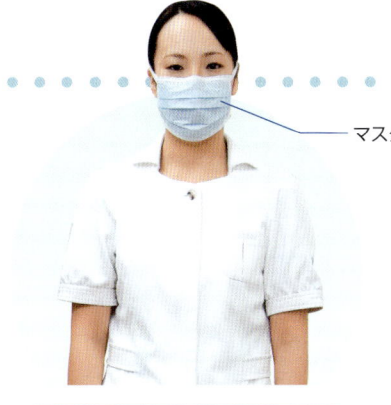
マスク

飛沫感染予防策

- 患者を個室に収容する。
- 個室が不可能であれば、ほかの患者や面会者の間に少なくとも1～1.5mの距離をあける。
- 特別な換気システムは不要。
- ドアは開けておいてよい。
- 患者から1m以内で処置をする際は、マスクを着用する。
- 患者を移送するときには、患者にマスクを着用してもらう。

空気感染予防策

- 陰圧空調を備えた個室に収容する。
- トイレのある個室に収容する。
- 部屋のドアは閉じておく。
- 患者の部屋に入る前に濾過マスク（N95マスク）を着用し、退室後に外す。
- 患者の移送時には、患者にサージカルマスクを着用してもらい、拡散を予防する。

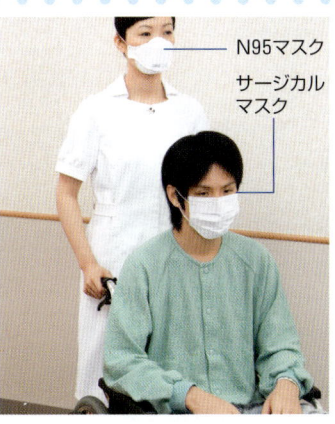
N95マスク
サージカルマスク

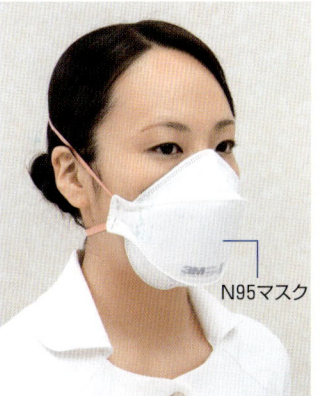
N95マスク

STUDYING

「院内感染」から、「医療関連感染」へ

医療施設内で感染源に曝露することで生じた感染を医療関連感染（Healthcare Associated Infection）という。これまでは院内感染（Nosocomial Infection）、病院感染（Hospital-acquired Infection）といわれたが、長期のケアを行っている療養施設や、外来治療を行っているクリニック、在宅療養など、医療環境全般を含めて対応すべきとの考え方から、このように変更された。

医療関連感染は患者、医療従事者、訪問者など、医療施設にいるすべての人が発症する可能性があり、次の2つに分類される。
1. 医療施設において、さまざまな疾患を持った患者が、検査・治療・ケアを受ける中で、原疾患とは別に新たに罹患した感染症。
2. 針刺しなどによる血中ウイルス疾患や結核など、医療従事者が職務上罹患した感染症。

CHAPTER 1

STUDYING

防護用具の選択とアセスメントの留意点

防護用具は、目的とする看護場面に応じて、必要とする用具を適切に選択する。
防護用具のアセスメントを行う際は、以下の点に留意する。

- すべての防護用具は、常時着用するのではなく、スタンダードプリコーションの考え方に基づき、血液・体液・分泌物・排泄物などに曝露する危険がある処置・介助や看護ケアを行う場合、感染経路別予防策に基づき、特定の微生物との接触や伝播が予測される場合に適切に使用する。

- さらに、防護用具の必要性は施設や病棟の状況によっても異なってくる場合がある。例えば、一般病棟と比較して、ICUやNICUでは重症の易感染患者もいれば、重篤な感染症を有する患者もいるため、感染のリスクは自ずと高くなる。

- よって、急性期型病院・高齢者施設・在宅など、施設ごとに感染リスクは異なる。

- 感染患者や周囲の患者の状態、施設や病棟の状況に応じて感染リスクをアセスメントして、適切な防護用具を選択することが重要である。

- 防護用具の着用に伴い、患者が不安感や孤独感を持つこともある。倫理原則に基づいた看護（感染症に関するプライバシーの保護、人権の尊重、インフォームド・コンセントなど）が重要となる。

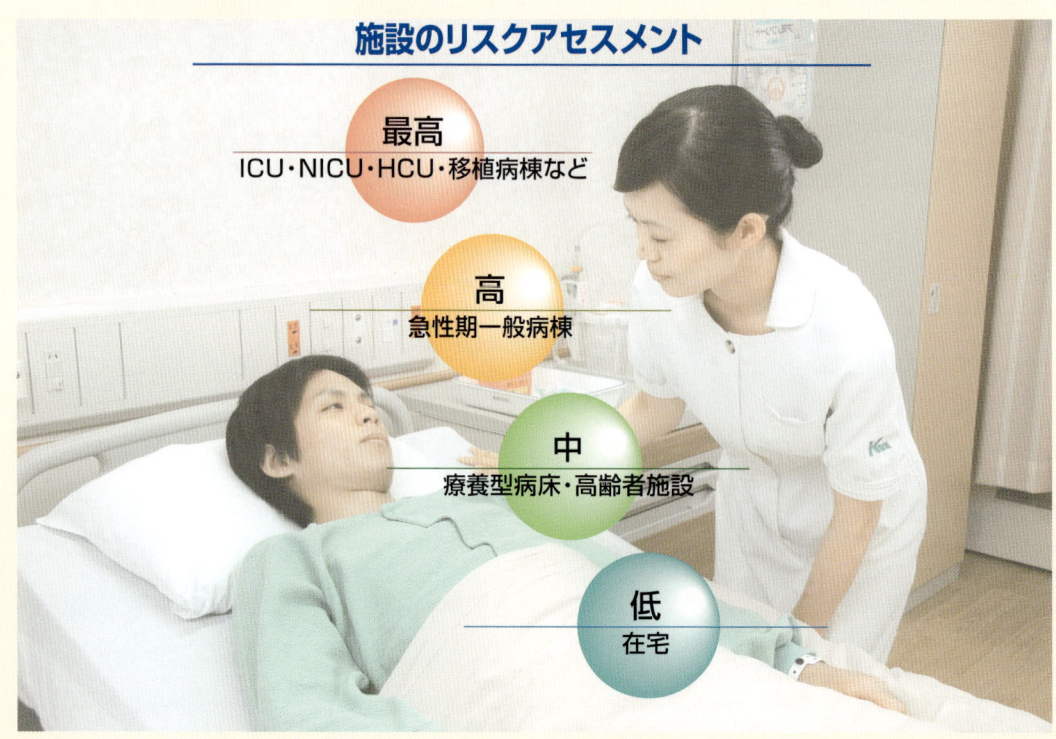

施設のリスクアセスメント

最高
ICU・NICU・HCU・移植病棟など

高
急性期一般病棟

中
療養型病床・高齢者施設

低
在宅

感染防止技術の基本と実践

STUDYING

感染防止対策の基本と防護用具の選択

すべての患者に適応されるスタンダードプリコーションと、
病原体の主要な伝播経路を遮断する感染経路別予防策を実践するためには、
次のように防護用具を選択する。

感染経路別予防策

空気感染予防策
結核・麻疹・水痘など

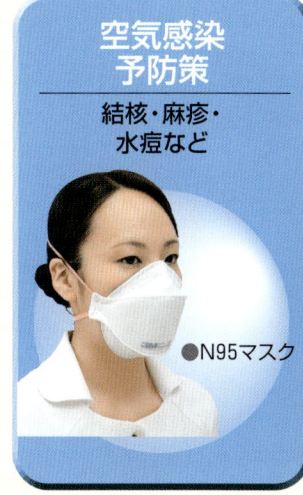
● N95マスク

飛沫感染予防策
インフルエンザ・風疹など

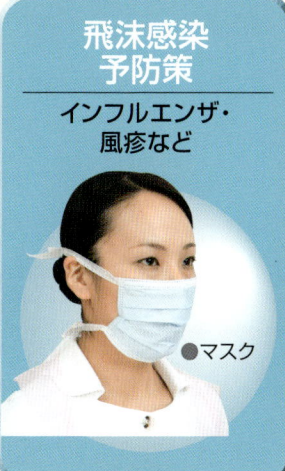
● マスク

接触感染予防策
疥癬・MRSAなどの耐性菌

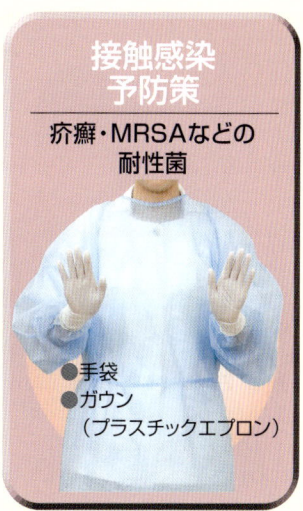
● 手袋
● ガウン
（プラスチックエプロン）

＋

スタンダードプリコーション
対象：すべての患者

血液・体液・分泌物・排泄物などが

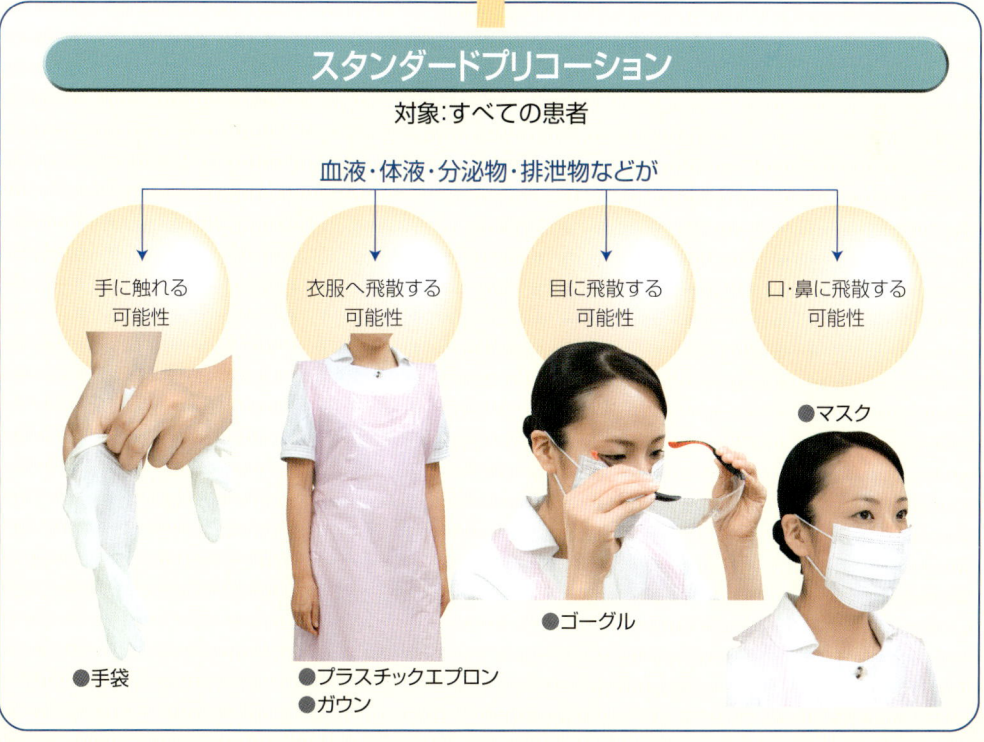

手に触れる可能性 / 衣服へ飛散する可能性 / 目に飛散する可能性 / 口・鼻に飛散する可能性

● 手袋
● プラスチックエプロン
● ガウン
● ゴーグル
● マスク

【執筆：崎浜 智子】

CHAPTER 1

COLUMN

看護場面ごとの防護用具の使用例

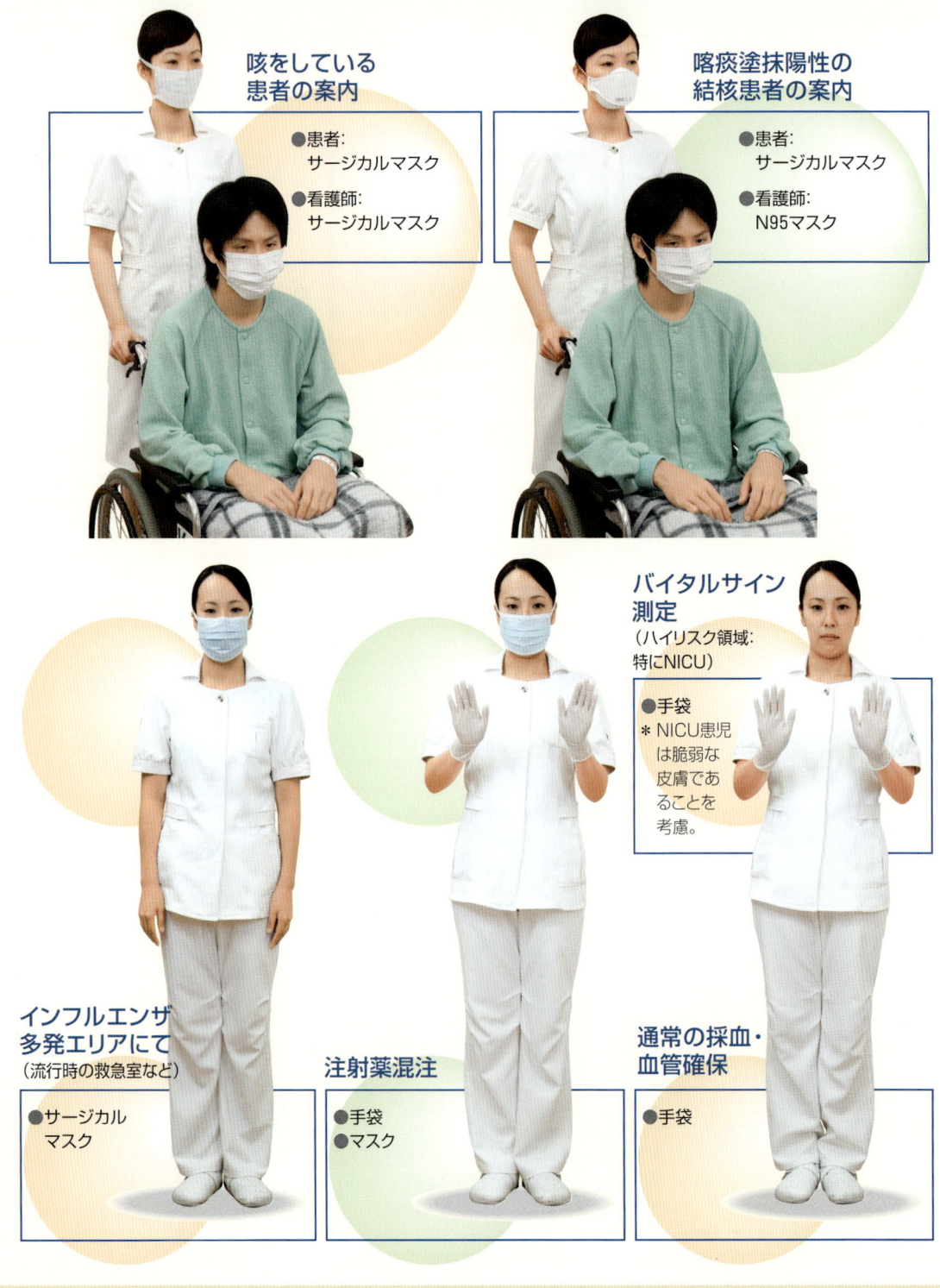

感染防止技術の基本と実践

MRSA、多剤耐性緑膿菌検出患者のバイタルサイン測定
（一般病棟：接触感染予防策）

- 手袋
- プラスチックエプロン

＊療養型病床・高齢者施設・在宅では、特別な対策は不要。手洗いを徹底。

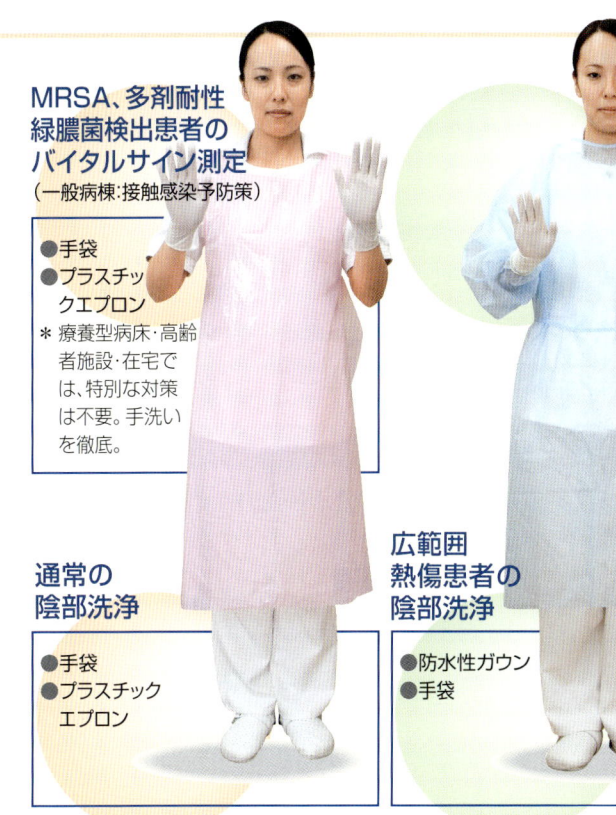
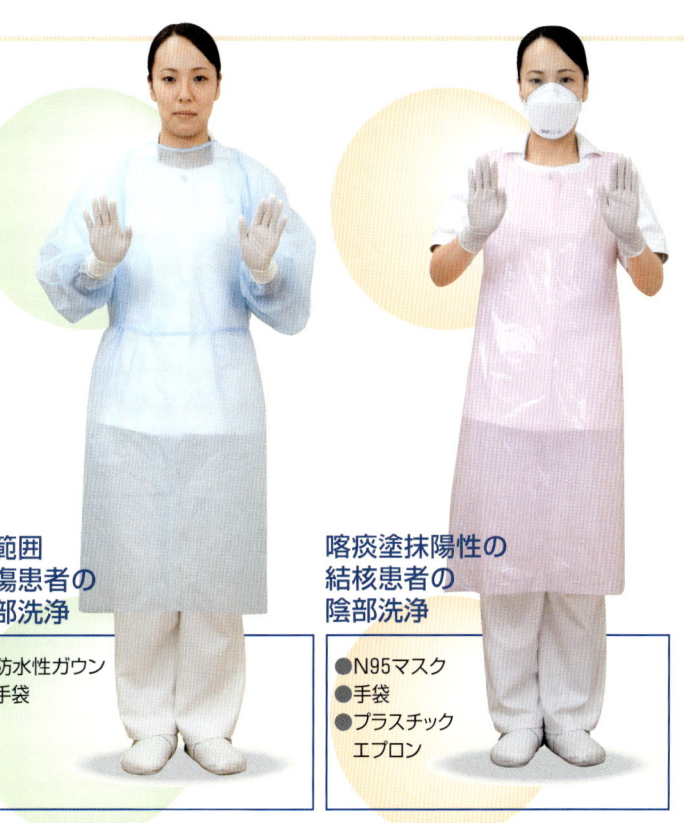

通常の陰部洗浄
- 手袋
- プラスチックエプロン

広範囲熱傷患者の陰部洗浄
- 防水性ガウン
- 手袋

喀痰塗抹陽性の結核患者の陰部洗浄
- N95マスク
- 手袋
- プラスチックエプロン

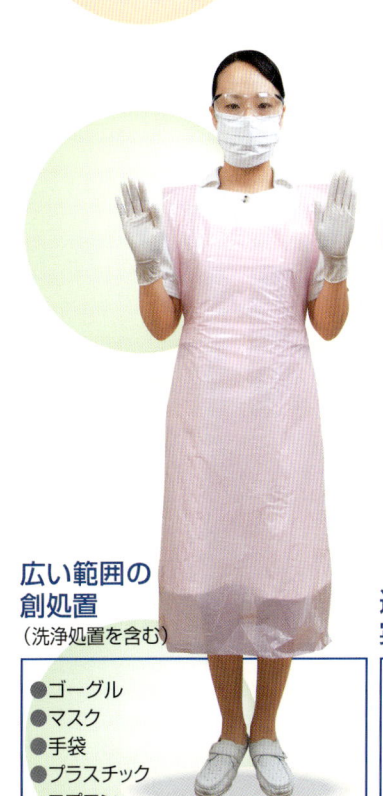
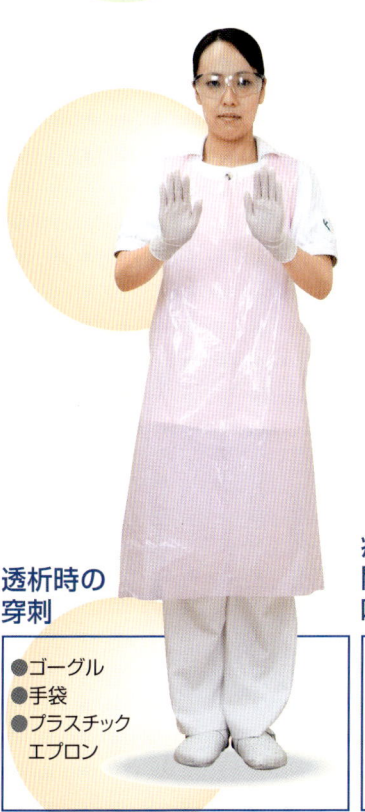
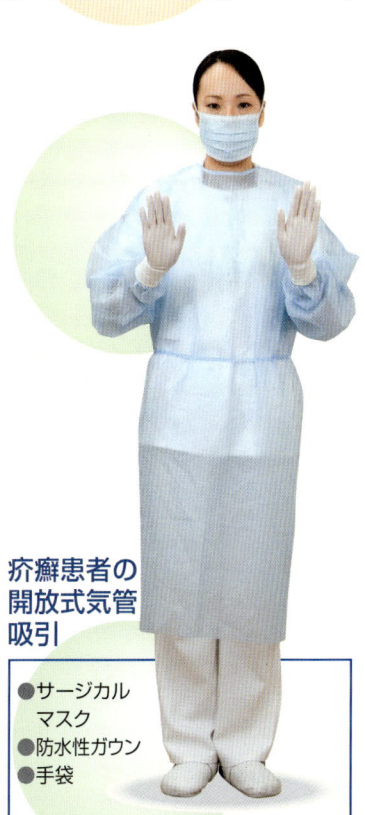

広い範囲の創処置
（洗浄処置を含む）
- ゴーグル
- マスク
- 手袋
- プラスチックエプロン

透析時の穿刺
- ゴーグル
- 手袋
- プラスチックエプロン

疥癬患者の開放式気管吸引
- サージカルマスク
- 防水性ガウン
- 手袋

【執筆：崎浜 智子】

CHAPTER 2
洗浄・消毒・滅菌と療養環境整備

医療現場では、洗浄・消毒・滅菌の違いを理解し、
感染の危険度に応じて医療器材を分類し、適切な処理を行うことが大切である。
同時に、安全で快適な療養環境を提供するため、
感染防止に配慮した環境整備が必要である。

目的・適応

● 医療現場において適切な器材の使用・処理(洗浄・消毒・滅菌)や環境整備により、微生物伝播を防ぎ、感染を防止する。

到達目標

1. 使用後の器材の適切な処理を選択できる。
2. 滅菌物の適切な取り扱いができる。
3. 適切な環境整備を実施できる。
4. 医療廃棄物を適切に処理できる。

洗浄・消毒・滅菌の定義

洗浄　　消毒　　滅菌

洗浄・消毒・滅菌を理解し、使用目的と使用部位により感染危険度に応じて医療器材を分類し、確実に処理を行う必要がある。

洗浄		対象物からあらゆる異物(汚物、有機物など)を物理的に除去すること。
消毒	環境	細菌芽胞を除く、すべての、または多くの病原体を殺滅すること。
	生体	皮膚や粘膜表面に化合物(薬物)を塗布することにより、病原体数を減らすこと。
滅菌		物質中の細菌芽胞を含む、すべての微生物を殺滅、除去すること。
除菌		病原体数を減らし、清浄度を高めること。

洗浄・消毒・滅菌と療養環境整備

洗浄・消毒・滅菌

- 洗浄は、対象物から汚物や有機物などを物理的に除去することである。
- 消毒は、環境から細菌芽胞を除くすべての（多くの）病原体を殺滅すること、皮膚や粘膜表面から病原体数を減らすことである。
- 滅菌とは、物質中の細菌芽胞を含むすべての微生物を殺滅・除去することである。

医療器材の流れ

- 医療現場では、医療器材は下図のような流れで材料部と各部署を行き来し、洗浄・消毒を実施する。
- 器材の処理では、洗浄が最も重要である。洗浄が適切に行われていなければ、器材に付着した有機物や汚れによって、消毒・滅菌を完全に行うことができない。

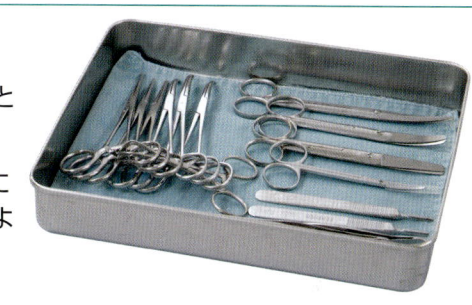

医療現場における医療器材の流れ

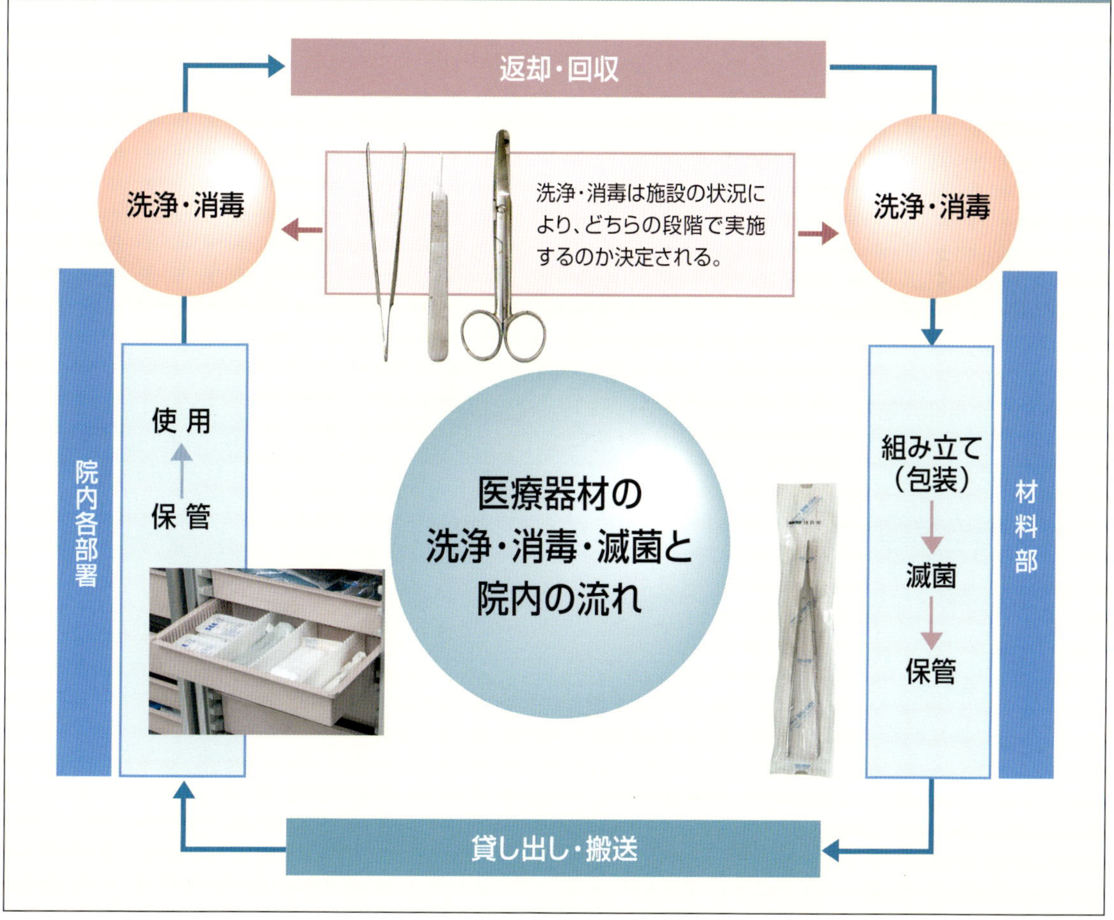

返却・回収

洗浄・消毒 ← → 洗浄・消毒

洗浄・消毒は施設の状況により、どちらの段階で実施するのか決定される。

院内各部署：使用 ← 保管

材料部：組み立て（包装）→ 滅菌 → 保管

医療器材の洗浄・消毒・滅菌と院内の流れ

貸し出し・搬送

CHAPTER 2

医療器材の分類と処理方法

● 再使用を行う器材は、その使用目的と使用部位に対する感染危険性に応じて分類し、処理を確実に行う。

E.H.Spauldingの分類

器材の分類	器材例	処理分類	理論的根拠
クリティカル分類: 皮膚や粘膜を貫通する、あるいは無菌の組織または血管系に挿入する。	植え込み器材 外科用メス・針・その他の手術使用器材	滅菌	芽胞を含むあらゆる微生物で汚染された場合に感染の危険性が高いため、すべて滅菌しなければならない。
セミクリティカル分類: 粘膜または創傷のある皮膚に接触する。	呼吸器回路 消化器内視鏡 喉頭鏡 気管チューブ その他同様の器材	高水準消毒	損傷していない正常粘膜は、細菌芽胞による感染には抵抗性があるが、結核菌やウイルスなど、その他の微生物に対しては感受性が高い。
	体温計 （粘膜に接触するもの） など	中水準消毒	
ノンクリティカル分類: 粘膜に接触しない、または創傷のない皮膚に接触する。皮膚に接触しない。	便器 血圧測定用カフ 聴診器 テーブル上面 など	低水準消毒	無傷の皮膚は通常、微生物に対して防御機構を有するため、無菌性は必要ない。

器材の処理方法

クリティカル器材	耐熱性:ウォッシャーディスインフェクターなどによる加熱洗浄処理後、高圧蒸気滅菌。 非耐熱性:低温プラズマ滅菌やエチレンオキサイドガス滅菌などの洗浄後、低温滅菌処理。
セミクリティカル器材	耐熱性:高水準消毒を要するものは、ウォッシャーディスインフェクターなどによる加熱洗浄処理後、高圧蒸気滅菌。 非耐熱性:洗浄後、過酸化ガスプラズマ滅菌やエチレンオキサイドガス滅菌などの低温滅菌処理を行う。または、洗浄後に高水準・中水準の消毒を行う。
ノンクリティカル器材	これらの器材から微生物が伝播する可能性は低いが、器材を介した二次感染の可能性を考えて管理する。

洗浄・消毒・滅菌と療養環境整備

消毒の分類

高水準消毒	多数の細菌芽胞を除く、すべての微生物を殺滅する。
中水準消毒	芽胞以外の結核菌、栄養型細菌、多くのウイルスと多くの真菌を殺滅する。
低水準消毒	ほとんどの細菌、数種のウイルス、数種の真菌を殺滅するが、結核菌や細菌芽胞などは殺滅しない。

消毒水準別消毒薬と適応（器材・環境）

水準	消毒薬	医療器具		環境	
		金属	非金属	室内	家具・器具・物品など
高水準消毒薬	グルタラール	○	○	×	×
	フタラール	○	○	×	▲
	過酢酸	○	○	×	×
中水準消毒薬	次亜塩素酸ナトリウム	▲	○	○	○
	消毒用エタノール	○	△	−	−
	クレゾール	△	△	△	△
低水準消毒薬	塩化ベンザルコニウム	○	○	○	○
	塩化ベンゼトニウム	○	○	○	○
	グルコン酸クロルヘキシジン	△	△	△	△
	塩酸アルキルジアミノエチルグリシン	○注	○注	○注	○注

（大久保憲監修：消毒薬テキスト 新版．吉田製薬株式会社．2005を参考に作成）

○：使用に適する
△：場合により使用
▲：承認された適用であるが、ごく限られた場合のみ使用
×：適用外
−：適応は承認されていない
注：結核菌への対応においては、0.2〜0.5%溶液を用いる

消毒水準による殺菌性能の段階的評価法

菌種 評価	細菌			真菌*1	ウイルス*2	
	栄養型	結核菌	芽胞		脂質を含まない小型サイズ	脂質を含む中型サイズ
高水準消毒薬	＋	＋	±*3	＋	＋	＋
中水準消毒薬	＋	＋	±*4	＋	±	＋
低水準消毒薬	＋	−	−	±	−	＋

（大久保憲：2消毒・滅菌法──基礎と実際．消毒と滅菌のガイドライン 第2版．へるす出版．2004，p19より）

＋：有効
−：無効
±：菌種により無効の場合がある

＊1：糸状菌を含まない
＊2：肝炎ウイルスを除く
＊3：消毒薬と長時間接触したときのみ有効
＊4：殺芽胞効果を示すものがある

CHAPTER 2

洗浄・消毒作業時の留意点

- 深さ40cmの流し台に1分間に2Lの流水を流すと、高さ60cm、幅150cmにまで水はねが起こる。このため、洗浄時や消毒薬に浸漬させた器材の取り扱い時に、曝露の危険性がある[8]。

- 作業者は、血液・体液の曝露を防止するためだけでなく、水はねによる消毒薬の曝露を防ぐため、防水エプロン、ゴム手袋、フェイスシールドなどを必ず着用して作業を行う。

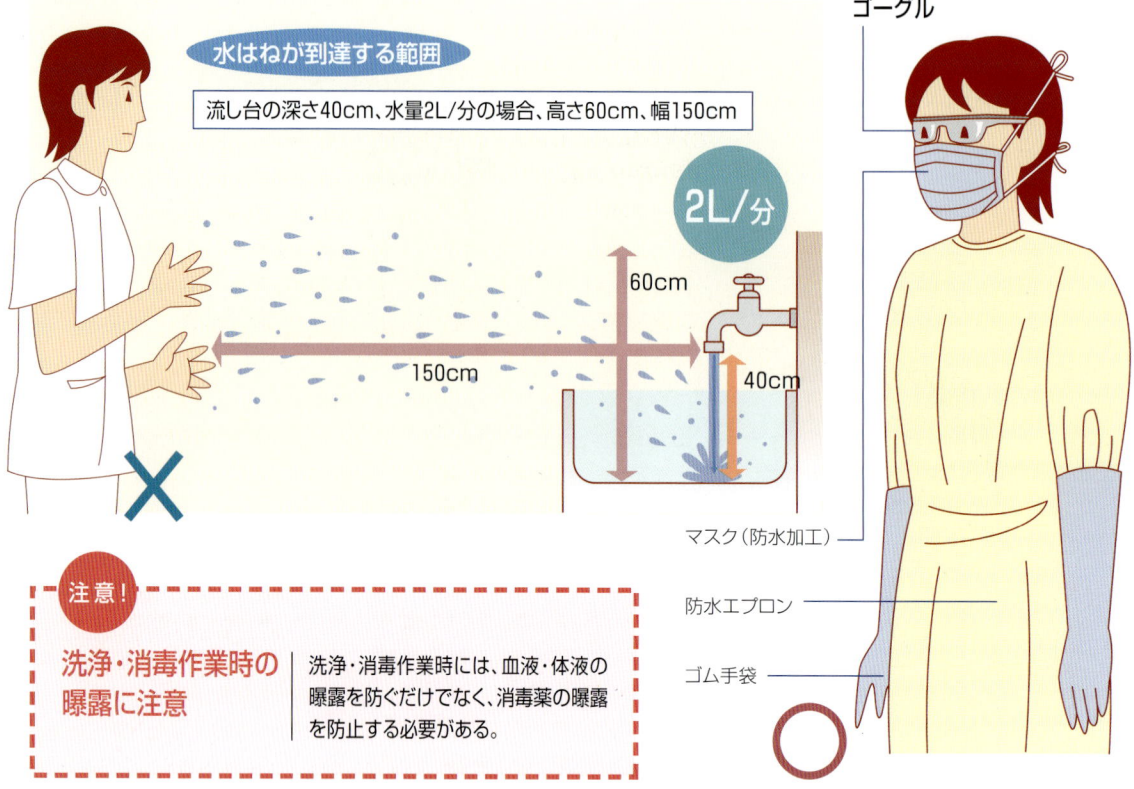

注意！ 洗浄・消毒作業時の曝露に注意
洗浄・消毒作業時には、血液・体液の曝露を防ぐだけでなく、消毒薬の曝露を防止する必要がある。

作業者に対する環境消毒薬の毒性	
グルタラール	肺や気管支に局所的炎症 胸部違和感、肺うっ血、肺間質の炎症 中枢神経障害：めまい、無気力、運動失調 皮膚過敏症状：発疹、発赤
次亜塩素酸ナトリウム	接触性皮膚炎 呼吸器刺激症状：咳嗽、声門浮腫、呼吸困難
ホルムアルデヒドガス	ガス接触部に紅斑 咽頭・肺の刺激、喘息発作 発癌性
第四級アンモニウム塩	発疹、皮膚過敏症状、粘膜刺激症状
両性界面活性剤	粘膜刺激症状

（新 太喜治, 大久保 憲ほか著：改訂3版 滅菌・消毒ハンドブック. メディカ出版. 2000. p78より）

洗浄・消毒・滅菌と療養環境整備

汚染物の運搬

- 医療現場で使用した器材は、ふた付きの容器などに密閉して運搬する必要がある。誤って倒して内容物が拡散したり、使用後の器材に触れてしまったりという汚染の拡散を防ぐことができる。

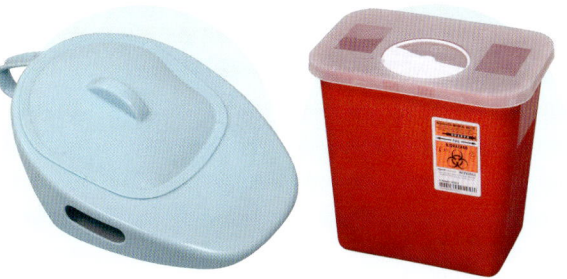

汚染物の洗浄

- 洗浄には、界面活性剤や酵素を用いた洗剤による化学的作用と、洗浄機や用手による物理的作用がある。
- 汚染器材が発生したら、すみやかに処理を行う。

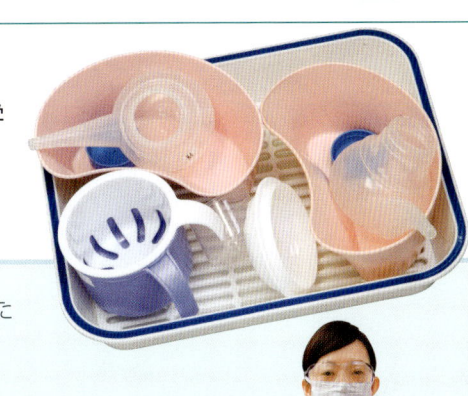

洗剤・洗浄方法	汚染の程度や対象器材の形状に合わせた洗剤・洗浄方法を選択する。
防護用具	作業者は、防水ガウンやプラスチックエプロン・手袋・マスク（防水加工）を着用。ブラッシングなどの作業時には、さらにゴーグル・フェイスシールドをつける。汚染に曝露しないよう自分自身の安全に気をつける。
専用の流し台	洗浄は、汚染器材専用の流し台を使用して行う。
ブラッシング	ブラッシング時は、汚染が拡大しないよう、専用容器に水をためて、その中で付着物を除去する。ブラッシング時には、防水ガウン・手袋だけでなく、ゴーグル・フェイスシールドもつける。
保管場所	洗浄済みの器材は、清潔器材と交差しないよう、保管場所を決めておく

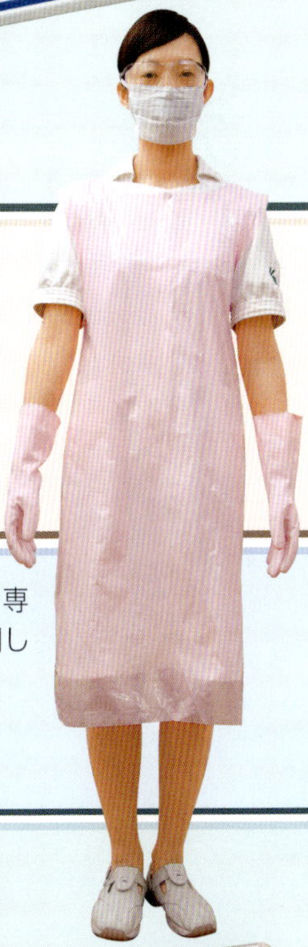

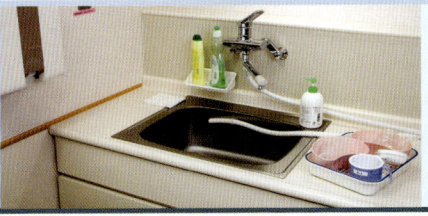
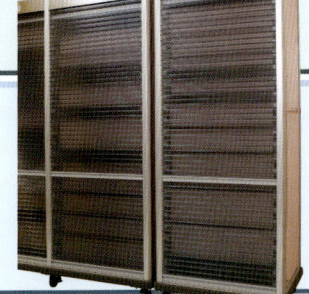

CHAPTER 2

滅菌物の取り扱い

- 滅菌物は適切に保管し、使用前に有効期限、パッケージの破損の有無を確認する。
- 滅菌物を展開する際は、無菌操作が必要である。

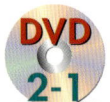 滅菌パックの開き方

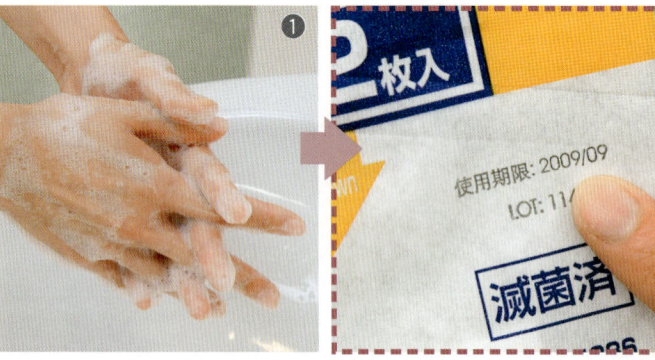

❶ 滅菌物に触れる前に、手指衛生を行う。

❷ 保管場所から取り出し、有効期限、パッケージに破損はないか、化学的インジケータ変色の異常の有無を確認する。

有効期限を確認。

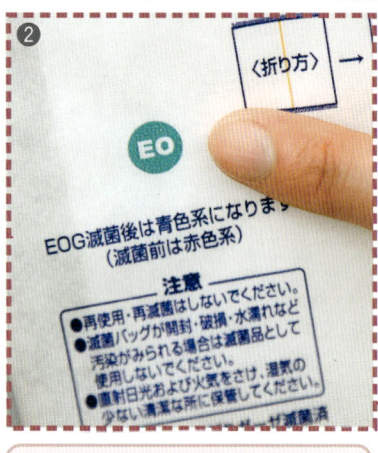

化学的インジケータは、色の変化で滅菌済みであることを確認できる。

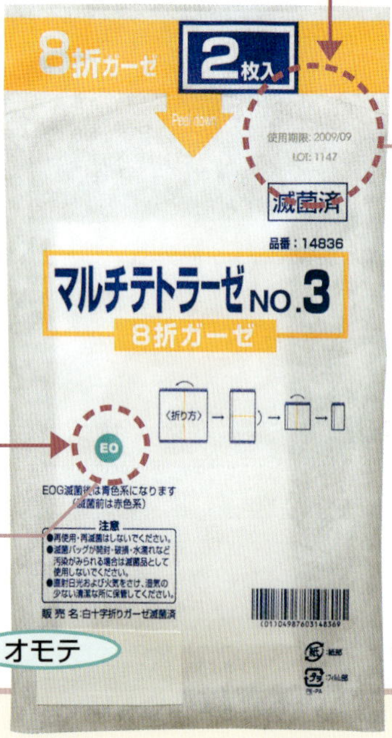

オモテ　　ウラ

POINT

- 滅菌パックは裏表をよく観察し、破損や汚れがあるものは使用しない。
- 滅菌パックは積み重ねず、水などによる汚染に注意し、不要な会話を慎んで搬送する。

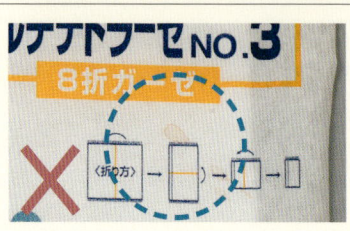 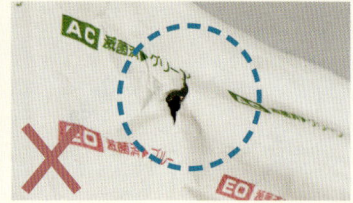

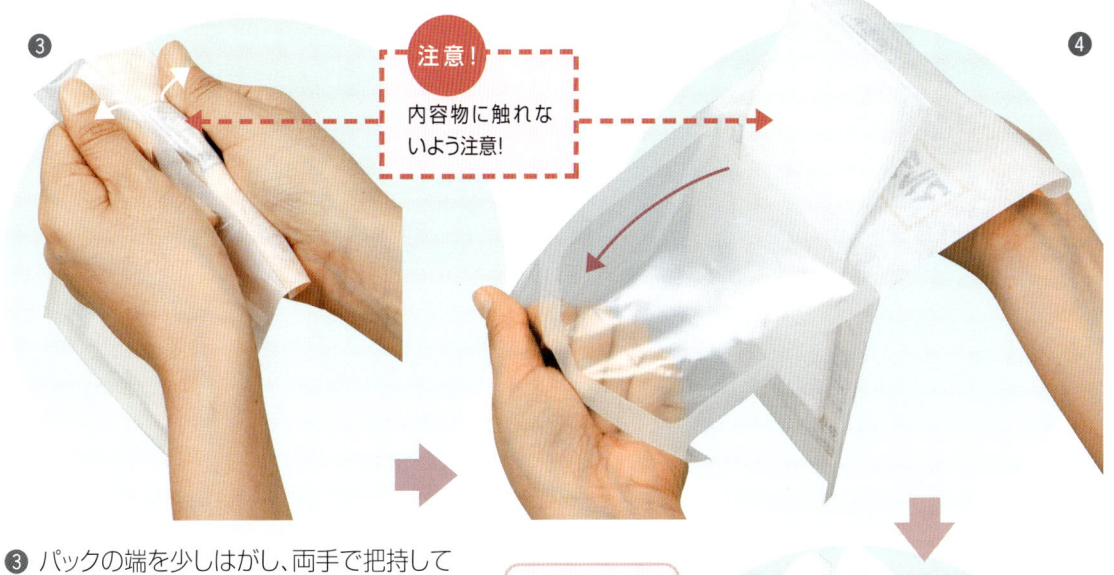

洗浄・消毒・滅菌と療養環境整備

❸ ❹

注意！
内容物に触れないよう注意！

パックの開きすぎに注意。取り出しに支障がない程度に開く。

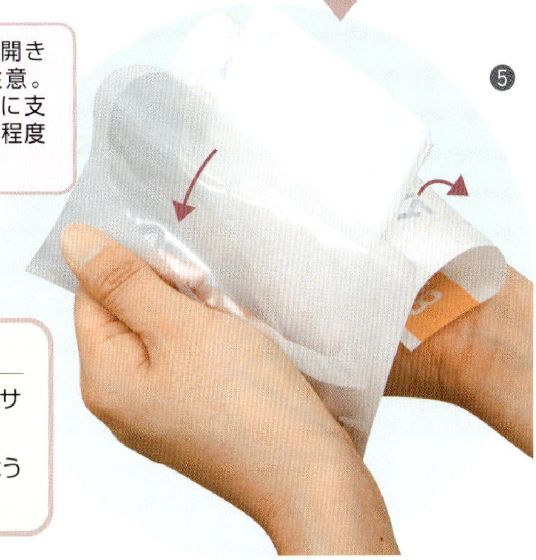

❺

❸ パックの端を少しはがし、両手で把持して開く。

❹ パックの端を両手で外側に折り返し、滅菌物を処置者に向ける。

❺ 取り出す際は、滅菌手袋、もしくは滅菌鑷子を使用する。

POINT
- 滅菌物を展開し、無菌操作を要する処置の介助を行う場合は、サージカルマスクを着用して集中して行う。
- 滅菌パックの開けすぎや、折り返しが戻って不潔にならないよう注意する。

STUDYING

化学的インジケータの種類

高圧蒸気滅菌

| | 滅菌前 | 滅菌後 |

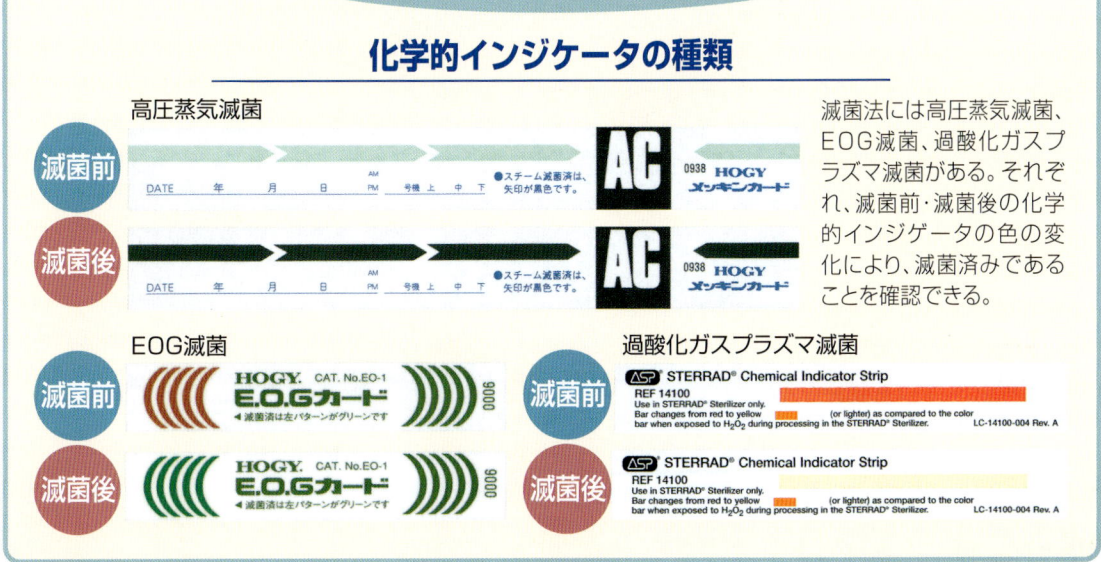

滅菌法には高圧蒸気滅菌、EOG滅菌、過酸化ガスプラズマ滅菌がある。それぞれ、滅菌前・滅菌後の化学的インジゲータの色の変化により、滅菌済みであることを確認できる。

EOG滅菌　　**過酸化ガスプラズマ滅菌**

滅菌前 / 滅菌後

CHAPTER 2

2 滅菌手袋の着用法

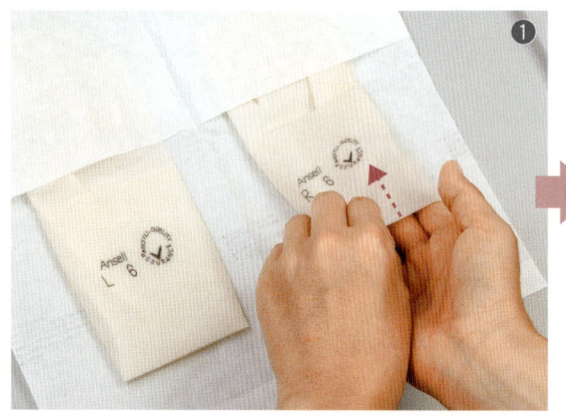

❶ 滅菌パックの有効期限、破損・汚染の有無、化学的インジケータを確認し、滅菌手袋の包みを取り出す。写真のように広げ、片手を挿入する。

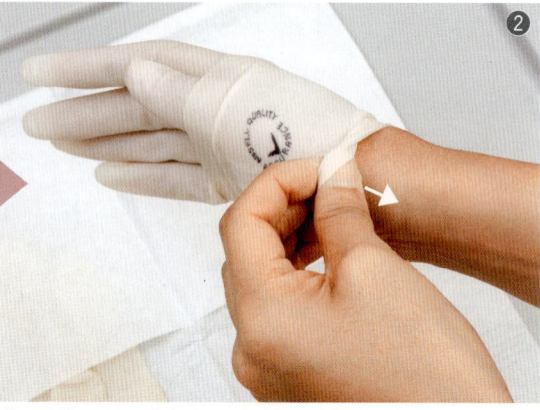

❷ 手袋下端の折り返しを持って着用。折り返しは、そのままにしておく。

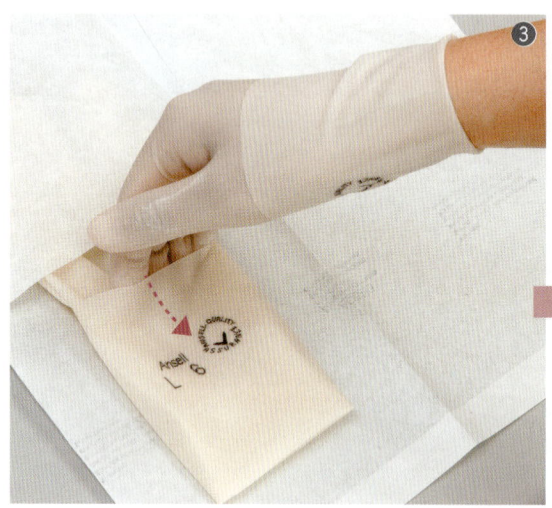

❸ 手袋を着用した手を、もう片方の手袋の折り返しに差し込む。

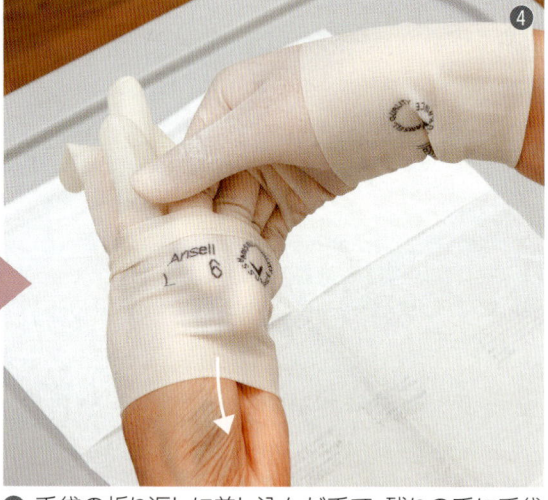

❹ 手袋の折り返しに差し込んだ手で、残りの手に手袋を着用させる。折り返しは、差し込んだ手でそのまま伸ばす。

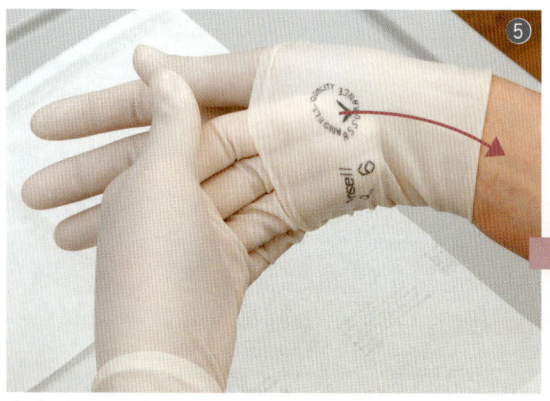

❺❻ 初めに着用した手袋の折り返しに手を差し入れ、折り返しを伸ばす。

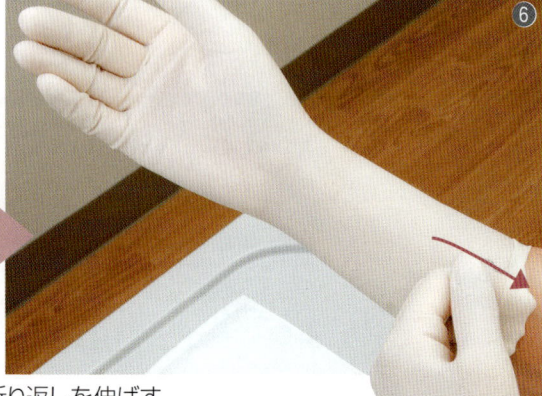

洗浄・消毒・滅菌と療養環境整備

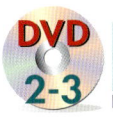

DVD 2-3 PROCESS 3 | 滅菌鑷子の取り扱い

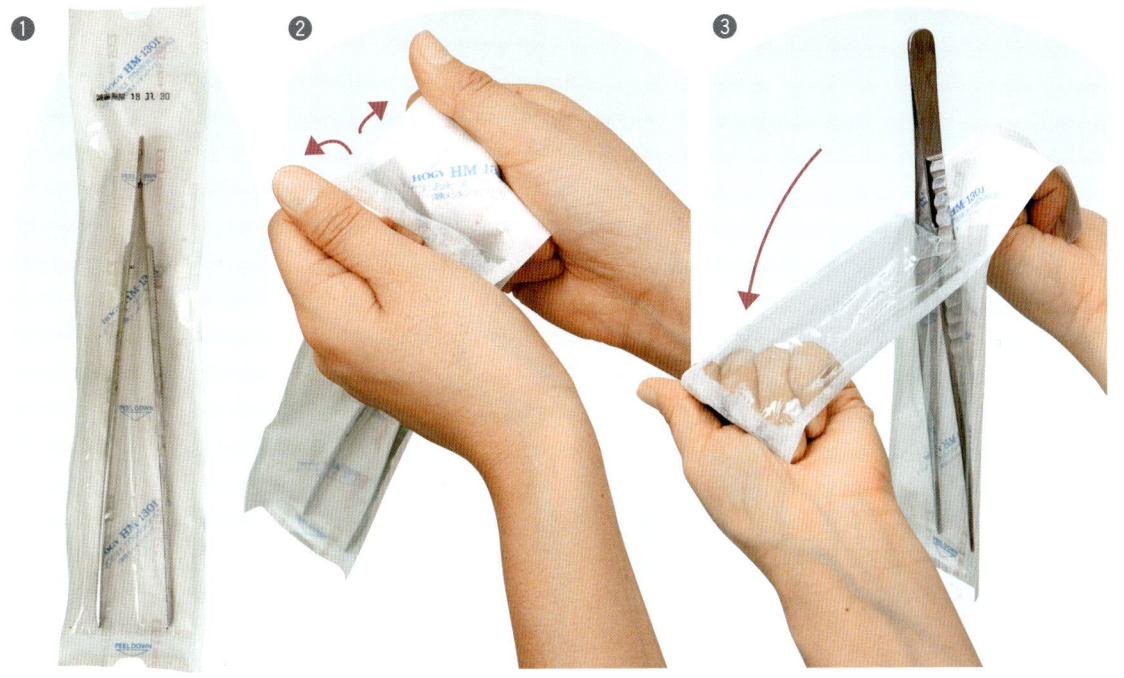

❶ 滅菌パックの有効期限、破損・汚染の有無、化学的インジケータを確認する。

❷ 鑷子の把持側からヒートシール部をはがし、両手で滅菌パックを開く。

❸ 滅菌パックを開いて、両側に折り返す。

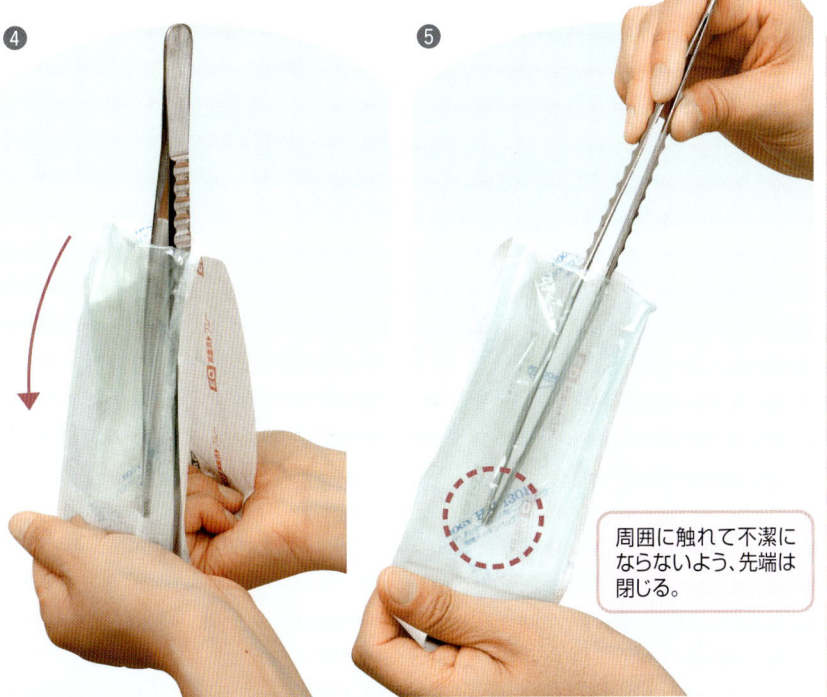

❹❺ 両側の折り返しを片手で把持する。鑷子の把持側1/3以内を持って取り出す。この際、鑷子先端は閉じておく。鑷子は、常に把持側1/3以内を持つ。先端を常に下向きにして、物を把持しないときは閉じる。

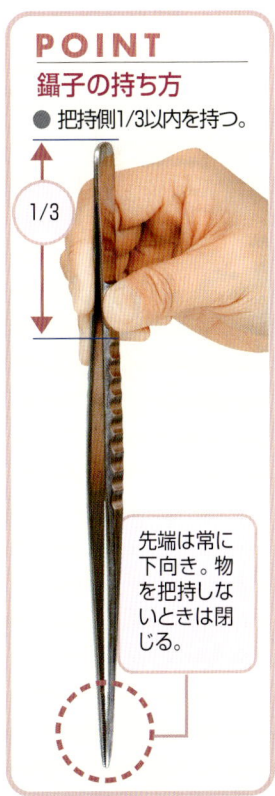

周囲に触れて不潔にならないよう、先端は閉じる。

POINT
鑷子の持ち方
● 把持側1/3以内を持つ。

1/3

先端は常に下向き。物を把持しないときは閉じる。

CHAPTER 2

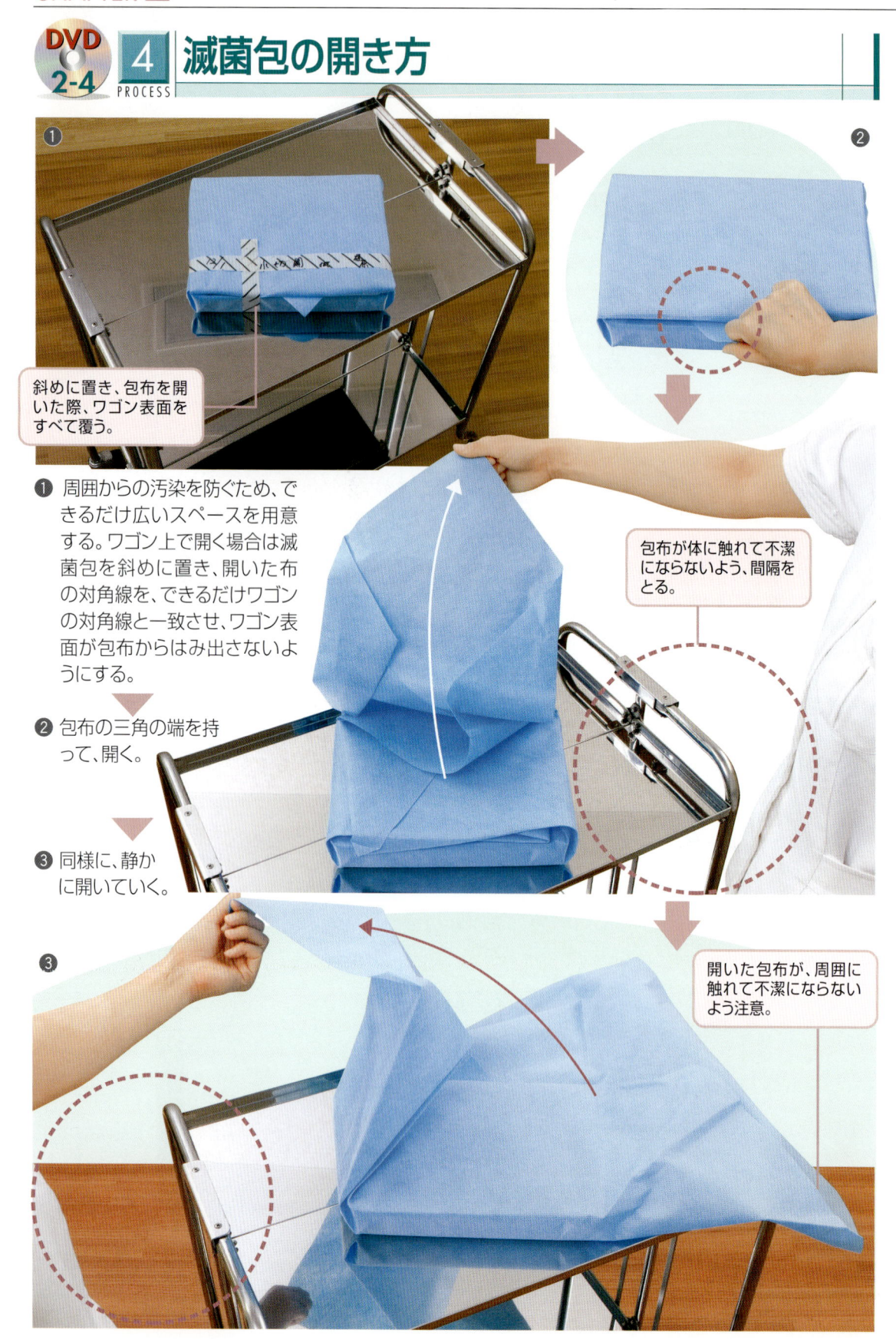

4 PROCESS 滅菌包の開き方

DVD 2-4

❶

斜めに置き、包布を開いた際、ワゴン表面をすべて覆う。

❷

包布が体に触れて不潔にならないよう、間隔をとる。

❶ 周囲からの汚染を防ぐため、できるだけ広いスペースを用意する。ワゴン上で開く場合は滅菌包を斜めに置き、開いた布の対角線を、できるだけワゴンの対角線と一致させ、ワゴン表面が包布からはみ出さないようにする。

❷ 包布の三角の端を持って、開く。

❸ 同様に、静かに開いていく。

❸

開いた包布が、周囲に触れて不潔にならないよう注意。

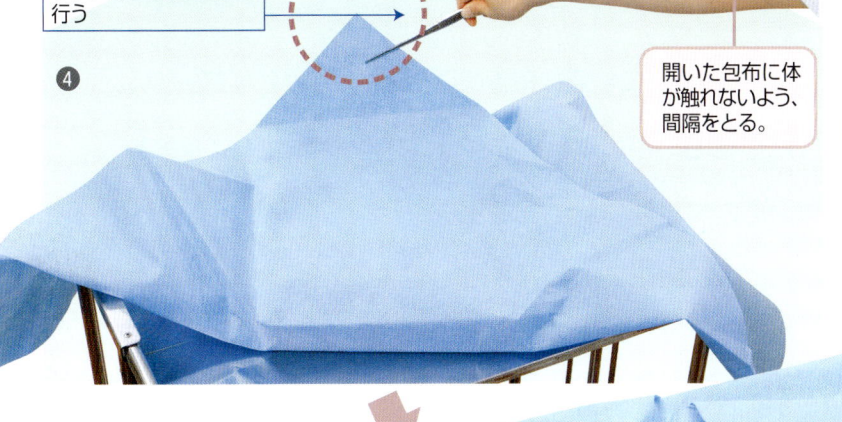

洗浄・消毒・滅菌と療養環境整備

ここからは滅菌鑷子（鉗子）または滅菌手袋で行う

開いた包布に体が触れないよう、間隔をとる。

❹ 包布の最後の折り返しは、処置者が滅菌鑷子（鉗子）で開くか、滅菌手袋を着用して開く。

❺ 滅菌包は、二重に包まれている。引き続き、滅菌鑷子もしくは、滅菌手袋着用で開いていく。

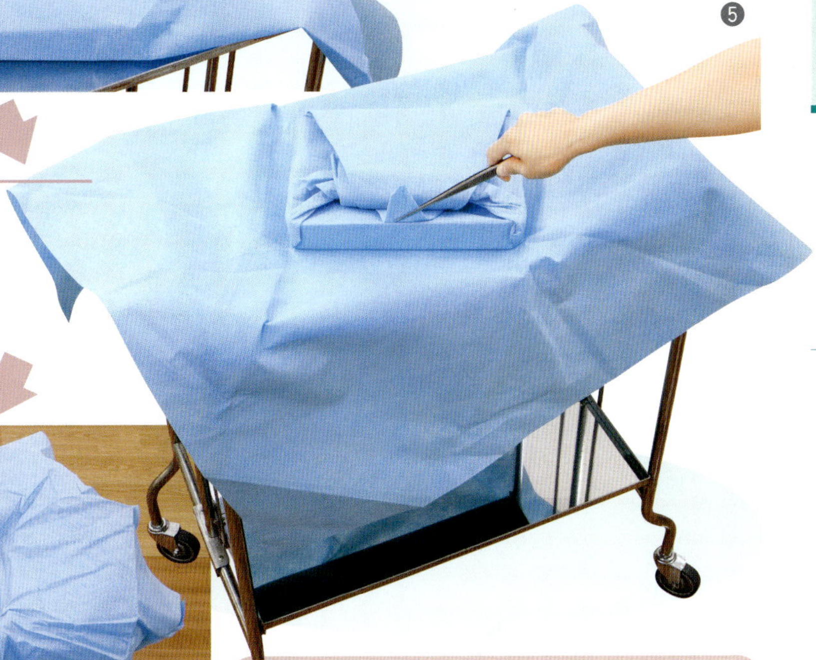

開いた包布が、周囲に触れないよう注意。

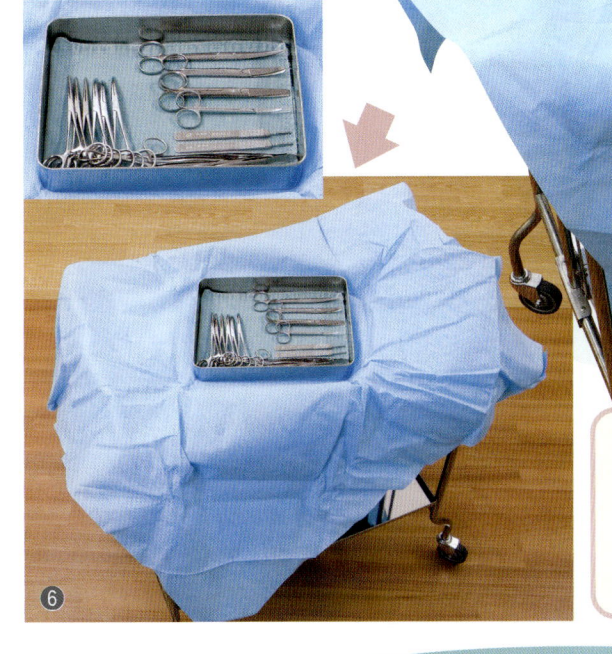

POINT
- 滅菌物を開きながら会話をしたり、清潔野の上で滅菌物以外のやりとりをしないよう注意！
- 包布の内側に素手で触れないこと、開いた包布が戻らないようにすることが大切である。

STUDYING

滅菌物を保管する際の留意点

滅菌物は床から20〜25cm、天井から45cm、外壁から5cm以上距離を置いた扉の閉まる棚に保管する。

パッケージを破損しないよう、できるだけ重ねずに保管。引き出しを開け閉めする際、滅菌物が引っかかって破損しないよう、少なめに収納するとよい。

棚の清潔管理を行い、湿気を帯びることがないよう注意する。

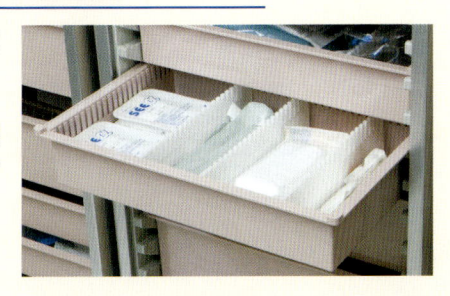

CHAPTER 2

環境整備

- 医療は、患者にとって安全で快適な療養環境を提供しなければならない。
- 病院環境には空調設備、給排水設備、清掃、洗濯・リネン管理などがある。
- 清掃は、日常的に行う環境整備の基本である。

清浄度ゾーニング

- 病院内を清浄度のクラス別に分類することを「ゾーニング」という。ゾーニングの基準は空調設備であり、日本医療福祉設備協会による「病院空調設備の設計・管理指針」に基づいて行われる。
- ゾーニングごとの清浄度を保つため、清浄度クラスに従った空調維持が行われる。
  同時に、患者・医療者・医療材料・汚染物などの動線が交差しないよう管理する必要がある。

清浄度クラスと換気条件（代表例）

清浄度クラス	名称	摘要	該当室（代表例）	最小換気回数（回／hr） 外気量[*1]	最小換気回数（回／hr） 全風量	室内圧 (P:陽圧/E:等圧/N:陰圧)
I	高度清潔区域	層流方式による高度な清浄度が要求される区域	バイオクリーン手術室 易感染患者用病室[*4]	5[*2] 2	—[*3] 15	P P
II	清潔区域	必ずしも層流方式でなくてもよいが、Iに次いで高度な清浄度が要求される区域	一般手術室	3	15	P
III	準清潔区域	IIよりもやや清浄度を下げてもよいが、一般的な区域よりも高度な清浄度が要求される区域	未熟児室 膀胱鏡・血管造影室 手術手洗いコーナー NICU・ICU・CCU／分娩室	3 3 2 2	10 15 6 6	P P P P
IV	一般清潔区域	原則として開創状態でない患者が在室する一般的な区域	一般病室 新生児室 人工透析室／診察室／救急外来（処置・診察） 待合室／X線撮影室／内視鏡室（消化器） 理学療法室／一般検査室／材料部 手術部周辺区域（回復室）／調剤室／製剤室	2[*5] 2 2 2 2 2	6 6 6 6 6 6	E P E E E E
V	汚染管理区域	有害物質を扱ったり、感染性物質が発生する室で、室外への漏出防止のため陰圧を維持する区域	RI管理区域諸室[*7] 細菌検査室・病理検査室[*7] 隔離診察室[*7] 感染症用隔離病室[*7]／内視鏡室（気管支）[*7] 解剖室[*7]	全排気 2 2 2 全排気	6[*6] 6 12 12 12	N N N[*8] N N
	拡散防止区域	不快な臭気や粉塵などが発生する室で、室外への拡散を防止するため陰圧を維持する区域	患者用便所／使用済みリネン室 汚物処理室／霊安室	—[*9] —[*9]	10[*10] 10[*10]	N N

*1: 換気回数と、1人あたりの外気取り入れ量30m³/h程度を比較し、多い値を採用することが必要である。
*2: 余剰麻酔ガスやレーザーメス使用時の臭気を排除するため、10回/h以上を要求される場合もある。
*3: 吹出し風速を垂直層流式0.35m/s、水平層流式0.45m/s程度とする。
*4: 造血幹細胞移植患者用病室など。
*5: 各室に便所などを配置した場合、必要排気量によって外気量が決定することもあるので注意する。
*6: 実際に必要な換気量は、放射性物質の種類や量、取り扱い方に対して有効な希釈量を考慮し決定する。
*7: 排気には汚染物質を有効に処理可能な排気処理装置を考慮する。
*8: 空気感染防止の場合。
*9: 特に規定しない、各施設の状況により決定する。
*10: 排気量を示す。

（日本医療福祉設備協会: 病院空調設備の設計・管理指針 HEAS-02-2004.p.16.2004より一部改変）

洗浄・消毒・滅菌と療養環境整備

清掃

● 病院内の清掃は、人の手が頻回に触れる部分（ドアノブ、ベッド柵、テーブル表面、電気スイッチなど）、それ以外の部分（床、壁など）に分類し、清掃頻度や処理方法を分ける必要がある。

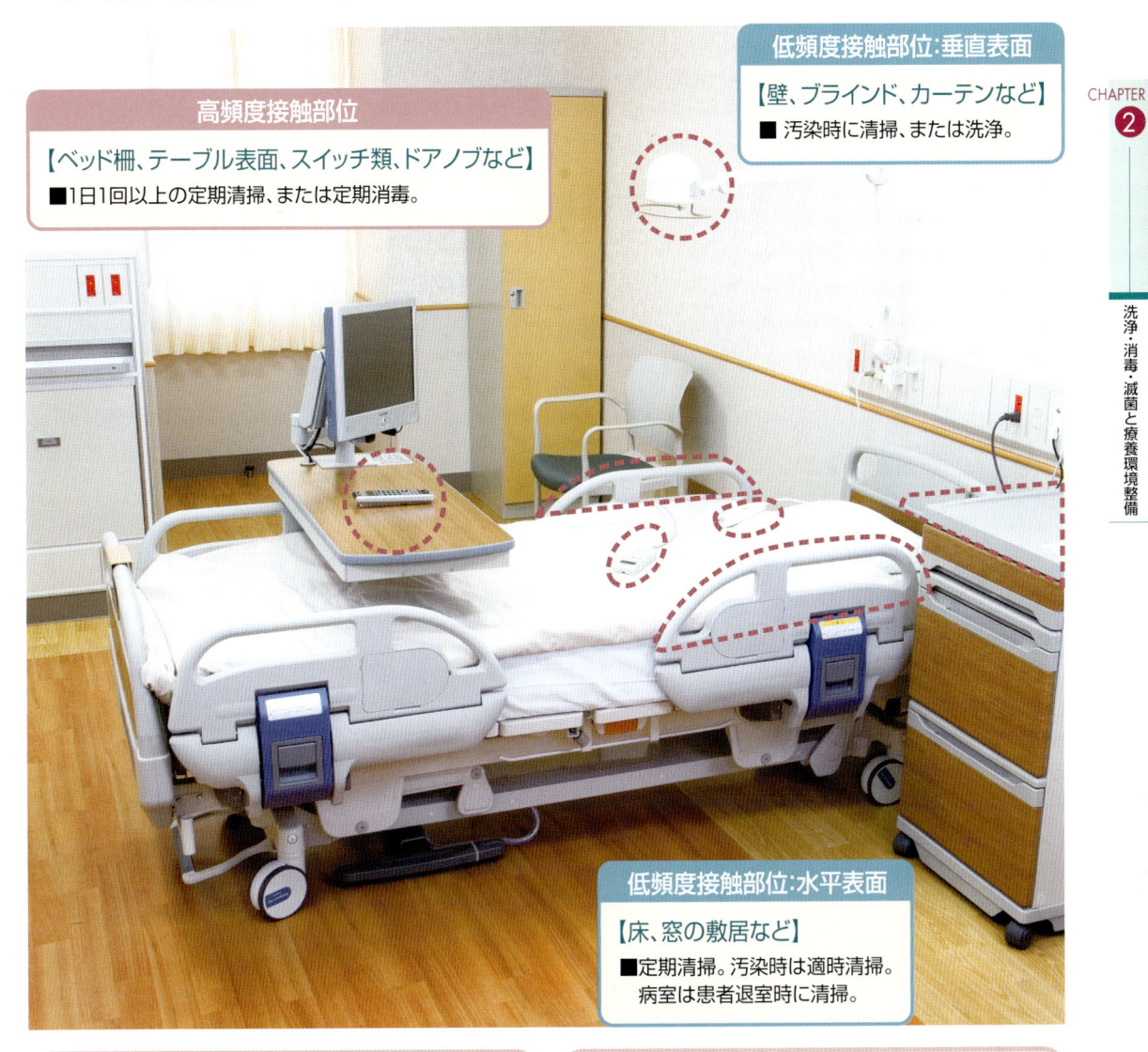

高頻度接触部位
【ベッド柵、テーブル表面、スイッチ類、ドアノブなど】
■ 1日1回以上の定期清掃、または定期消毒。

低頻度接触部位：垂直表面
【壁、ブラインド、カーテンなど】
■ 汚染時に清掃、または洗浄。

低頻度接触部位：水平表面
【床、窓の敷居など】
■ 定期清掃。汚染時は適時清掃。病室は患者退室時に清掃。

POINT　清掃時のポイント

- ドアノブ、ベッド柵、テーブル表面、スイッチなど、手が高頻度に接触する部位は1日1回以上、定期清掃または定期消毒を行う。
- 床、窓の敷居など、手が低頻度に接触する水平表面は、定期清掃を行う。汚染時は適宜清掃し、患者が退室した際にも清掃を行う。
- 壁、ブラインド、カーテンなど、手が低頻度に接触する垂直表面は、汚染時に清掃または洗浄を行う。
- 医療機器の表面は清拭する。使用時以外は、カバーをかけておくとよい。

POINT　血液・体液がこぼれた場合の対応

① 作業者は手袋など防護用具を着用し、直ちに清掃・除染を行う。
② 血液・体液を使い捨ての吸収性材料で拭き取る。拭き取った材料は感染性廃棄物とする。
③ 消毒液（次亜塩素酸ナトリウム；1000ppm, 0.1％）で適度に湿らせた布かペーパータオルで、その区域を拭き、表面を乾かす。
④ 物理的な除去が行えない場合は、5000〜10000ppm（0.5〜1％）の次亜塩素酸ナトリウム液を用いる。

CHAPTER 2

医療廃棄物の処理

- 医療廃棄物の処理には、分別→保管→収集運搬→再生および処分という流れがある。

- 廃棄物は、「一般廃棄物」と「産業廃棄物」に分類される。さらに、「特別管理一般廃棄物」「特別管理産業廃棄物」に分類され、「感染性廃棄物」はこの2区分に含まれる。

- 感染性廃棄物は医療関係機関から生じ、人が感染する（その恐れがある）病原体が含まれるか、もしくは付着している（その恐れがある）廃棄物を指す。

- 病院から排出される廃棄物は、「廃棄物処理法に基づく感染性廃棄物処理マニュアル」（環境省,2004）の中にある「感染性廃棄物の判断フロー」により、感染性か、非感染性かを判断する。

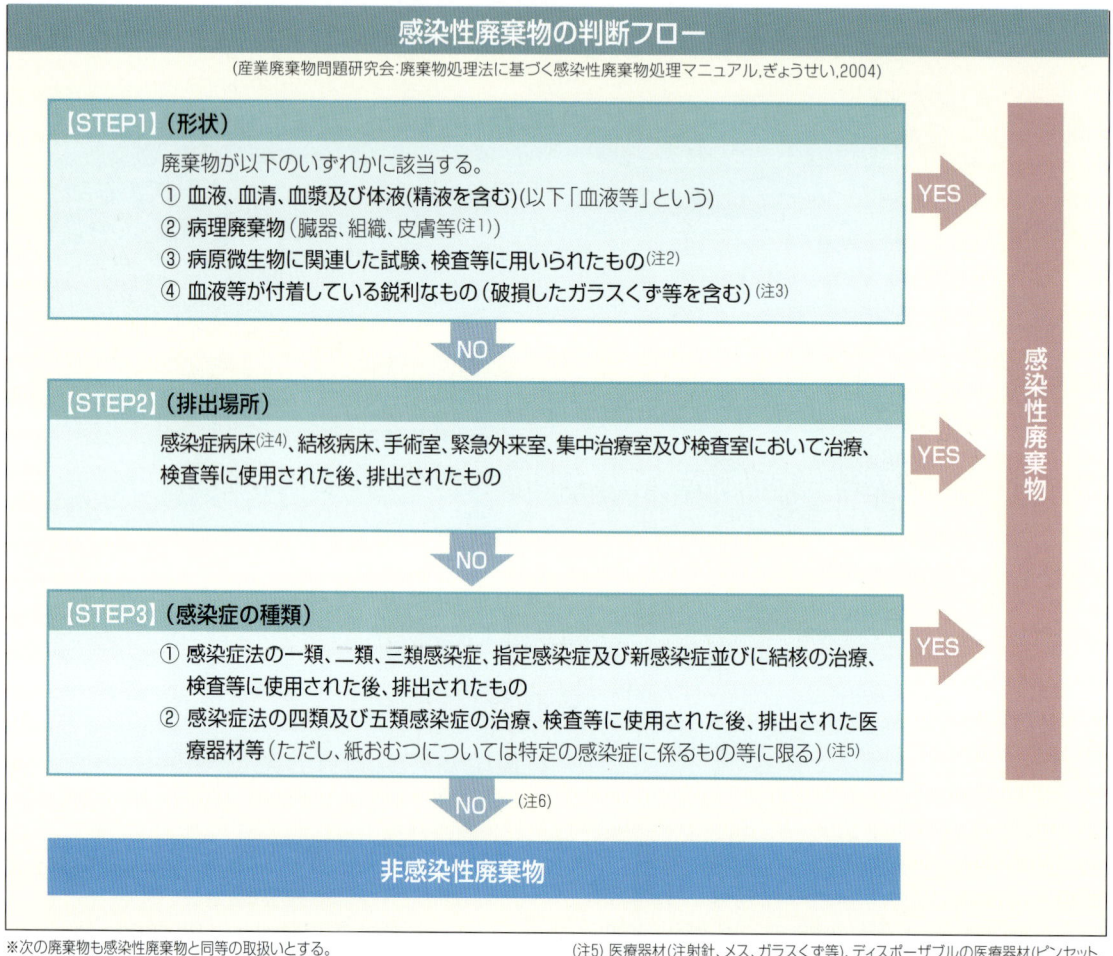

感染性廃棄物の判断フロー
（産業廃棄物問題研究会:廃棄物処理法に基づく感染性廃棄物処理マニュアル,ぎょうせい,2004）

【STEP1】（形状）
廃棄物が以下のいずれかに該当する。
① 血液、血清、血漿及び体液（精液を含む）（以下「血液等」という）
② 病理廃棄物（臓器、組織、皮膚等(注1)）
③ 病原微生物に関連した試験、検査等に用いられたもの(注2)
④ 血液等が付着している鋭利なもの（破損したガラスくず等を含む）(注3)

→ YES：感染性廃棄物
↓ NO

【STEP2】（排出場所）
感染症病床(注4)、結核病床、手術室、緊急外来室、集中治療室及び検査室において治療、検査等に使用された後、排出されたもの

→ YES：感染性廃棄物
↓ NO

【STEP3】（感染症の種類）
① 感染症法の一類、二類、三類感染症、指定感染症及び新感染症並びに結核の治療、検査等に使用された後、排出されたもの
② 感染症法の四類及び五類感染症の治療、検査等に使用された後、排出された医療器材等（ただし、紙おむつについては特定の感染症に係るもの等に限る）(注5)

→ YES：感染性廃棄物
↓ NO (注6)

非感染性廃棄物

※次の廃棄物も感染性廃棄物と同等の取扱いとする。
◎外見上血液と見分けがつかない輸血用血液製剤等
◎血液等が付着していない鋭利なもの（破損したガラスくず等を含む）
(注1) ホルマリン漬臓器等を含む。
(注2) 病原微生物に関連した試験、検査等に使用した培地、実験動物の死体、試験管、シャーレ等。
(注3) 医療器材としての注射針、メス、破損したアンプル・バイアル等。
(注4) 感染症法により入院措置が講ぜられる一類、二類感染症、指定感染症及び新感染症の病床。
(注5) 医療器材（注射針、メス、ガラスくず等）、ディスポーザブルの医療器材（ピンセット、注射器、カテーテル類、透析等回路、輸液点滴セット、手袋、血液バック、リネン類等）、衛生材料（ガーゼ、脱脂綿等）、紙おむつ、標本（検体標本）等。なお、インフルエンザ、麻疹、レジオネラ症等の患者の紙おむつ（参考1.1参照）は、血液等が付着していなければ感染性廃棄物ではない。
(注6) 感染性・非感染性のいずれかであるかは、通常はこのフローで判断が可能であるが、このフローで判断できないものについては、医師等（医師、歯科医師及び獣医師）により、感染のおそれがあると判断される場合は感染性廃棄物とする。

洗浄・消毒・滅菌と療養環境整備

バイオハザードマーク

- 感染性廃棄物は、収集・運搬・保管・処理の工程で安全性を確保するため、容器にバイオハザードマークを貼付することが推奨されている。

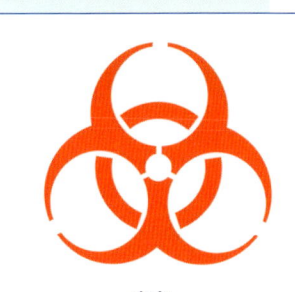

赤色
液状または泥状のもの
（血液など）

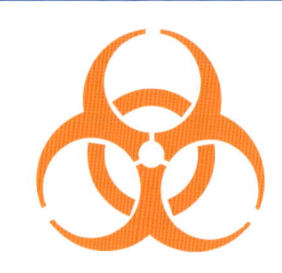

橙色
固形状のもの
（血液が付着したガーゼなど）

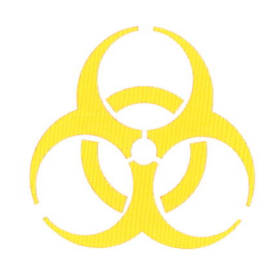

黄色
鋭利なもの
（注射針など）

廃棄時の注意点

- 感染性廃棄物の廃棄容器のふたは、必要時以外は閉めておく。

- 鋭利器材の廃棄容器は、指定の容量を厳守する。
  製品によって異なるが、70～80％ぐらいの指定が多い。
  これは、運搬時に器材が容器を貫通しないよう、作業者の安全を守るためである。

- ベッドサイドで使用した針を捨てる携帯用廃棄容器は、指定の容量になったら、そのまま廃棄する。
  中身だけを捨てて再使用することは、禁忌である。

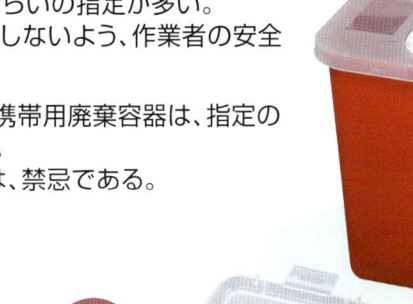

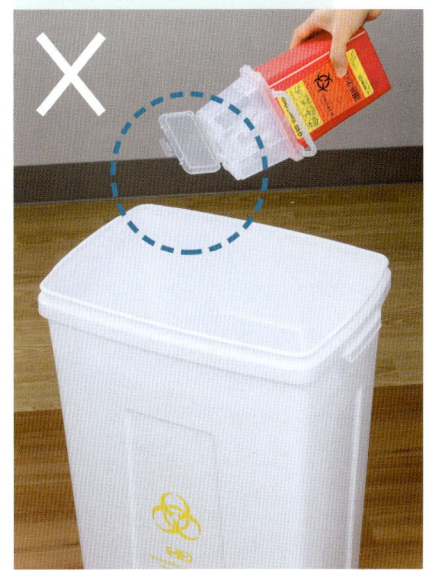

感染性廃棄物の廃棄容器のふたは、閉めておく。

注意！
携帯用廃棄容器の中身を捨てての再使用は、禁忌。必ず、そのまま捨てる。

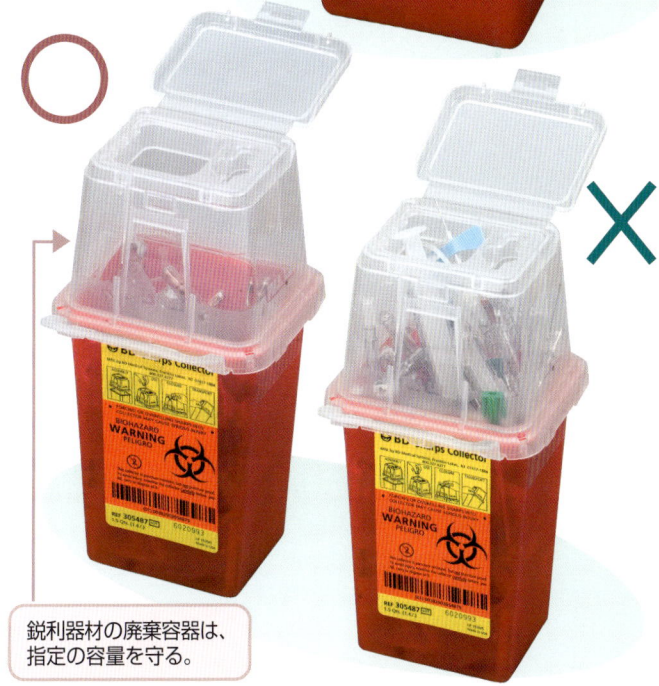

鋭利器材の廃棄容器は、指定の容量を守る。

CHAPTER 3
看護師のための職業感染防止

針刺し、切創などによる血液媒介感染症、結核、麻疹・水痘などの
流行性ウイルス疾患、インフルエンザなどの感染症は
患者から看護師へ、看護師から患者へ、
看護師からほかの医療従事者へと感染する場合がある。
感染から「患者を守る」「自分自身を守る」「仲間を守る」視点が大切である。

目的・適応

- 患者から看護師、または看護師から患者やほかの医療従事者への感染対策を理解し、実践することができる。

到達目標

1. ワクチンで予防可能な疾患を理解し、看護師として必要な抗体を獲得することができる。
   - 医療従事者に対するワクチンの意義が理解できる。
   - 自分自身の抗体価を把握し、抗体獲得が必要な場合、ワクチンを接種することができる。

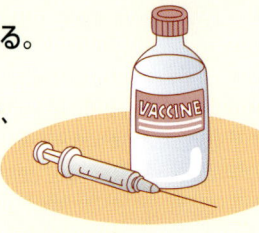

2. 血液媒介病原体対策（HBV・HCV・HIV）が実践できる。
   - 血液媒介病原体について理解できる。
   - 針刺し防止対策が実践できる。
   - 針刺し発生時の対応が実践できる。

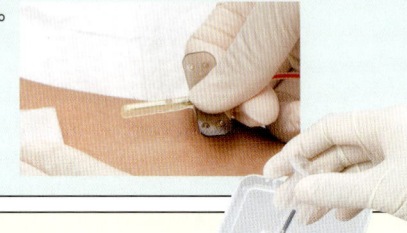

3. 結核対策が実践できる。
   - 結核と職業感染について理解できる。
   - 結核防止対策が実践できる。

4. 感染症あるいは、特殊状況下の業務制限の必要性を理解できる。

看護師とワクチン接種

- 麻疹、水痘、流行性耳下腺炎、風疹、インフルエンザ、B型肝炎などはワクチンで予防できる疾患である。

- これらの疾患に免疫（抗体）を持たない看護師が接触することで、感染することがある。

- 感染を知らないまま、看護業務を続けた場合、患者やほかの医療者に感染を拡大させる可能性がある。

- 「患者を守る」「自分自身を守る」「仲間を守る」視点から、看護師が自分自身の免疫状態（抗体の有無）を把握し、抗体がない場合は、積極的にワクチン接種を行い、医療従事者としての責務を遂行する。

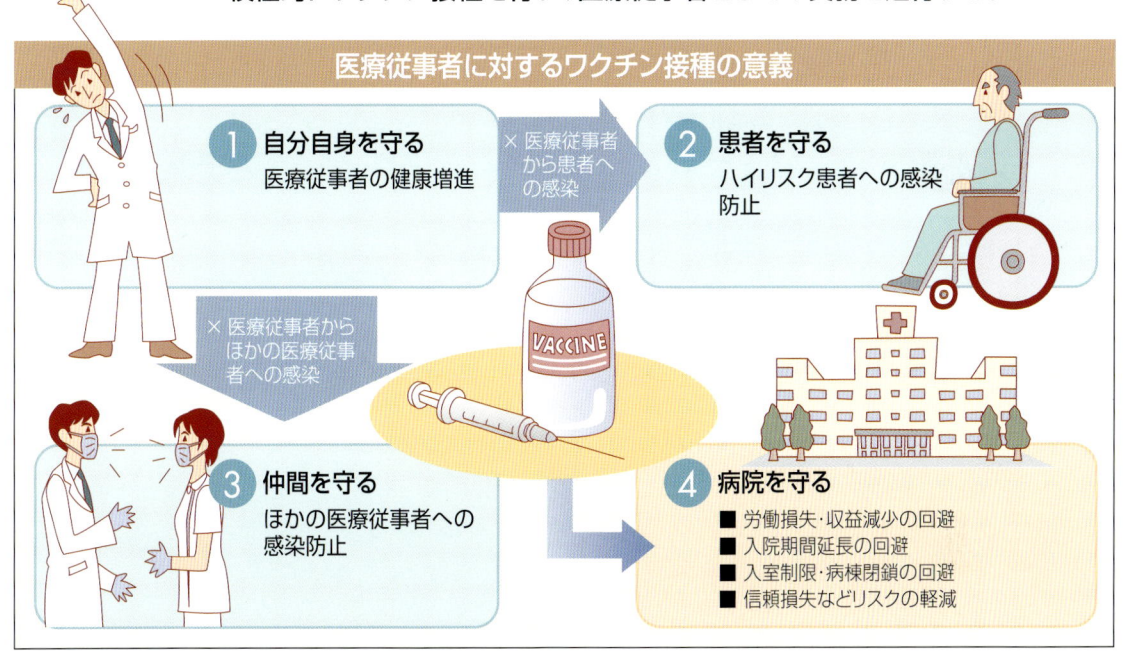

医療従事者に対するワクチン接種の意義

1 自分自身を守る
医療従事者の健康増進

× 医療従事者から患者への感染

2 患者を守る
ハイリスク患者への感染防止

× 医療従事者からほかの医療従事者への感染

3 仲間を守る
ほかの医療従事者への感染防止

4 病院を守る
- 労働損失・収益減少の回避
- 入院期間延長の回避
- 入室制限・病棟閉鎖の回避
- 信頼損失などリスクの軽減

ワクチン接種の禁忌・留意点

疾患	禁忌	留意点
麻疹	■妊娠 ■免疫低下 ■3〜6か月以内の免疫グロブリン使用	弱毒ワクチンのため（病気を起こすウイルスの力を弱めてワクチンとしたもの）、接種を受けた後、まれに軽い症状が出現することがある。 いずれも一時的なもので、通常2〜3日で軽快する。
流行性耳下腺炎		
水痘	■妊娠、あるいは可能性のある人（接種後3か月は避妊） ■免疫低下 ■3〜6か月以内の免疫グロブリン使用	
風疹		
B型肝炎		ワクチンスケジュール遵守（1・2・6か月の3回）
インフルエンザ	■強い卵アレルギー	毎年接種（秋〜初冬） 効果が出るまで2週間かかる

CHAPTER 3 看護師のための職業感染防止

CHAPTER 3

血液媒介病原体対策（HBV・HCV・HIV）

- B型肝炎ウイルス（HBV）、C型肝炎ウイルス（HCV）、エイズウイルス（HIV）は、いずれも病原体となるウイルスが血液・体液の中に存在するため、血液媒介病原体と呼ばれる。

- これらのウイルスに汚染された血液・体液が針刺しなどで直接、体内に侵入（曝露）し、血液媒介感染症を引き起こすことがある。

- 血液媒介病原体の感染経路には、針刺しによる経皮的侵入、飛散した血液が眼粘膜、口腔粘膜に接触する経粘膜的侵入、損傷のある皮膚からの侵入がある。

- 血液媒介感染症は、針刺しによる場合が多い（血液曝露による職業感染の約80％）。特に新人看護師は、心理的な焦り、知識・技術の未熟さから、針刺しリスクが高いことが予測される。

血液媒介病原体の感染経路

- B型肝炎ウイルス（HBV）
- C型肝炎ウイルス（HCV）
- エイズウイルス（HIV）

経粘膜的侵入

針刺しによる経皮的侵入（血液曝露による職業感染の約80％）

損傷のある皮膚からの侵入

1回の針刺しで感染するリスク
- HBV： 30％
- HCV： 3％
- HIV： 0.3％

＊米国疾病予防センター（CDC）の報告より

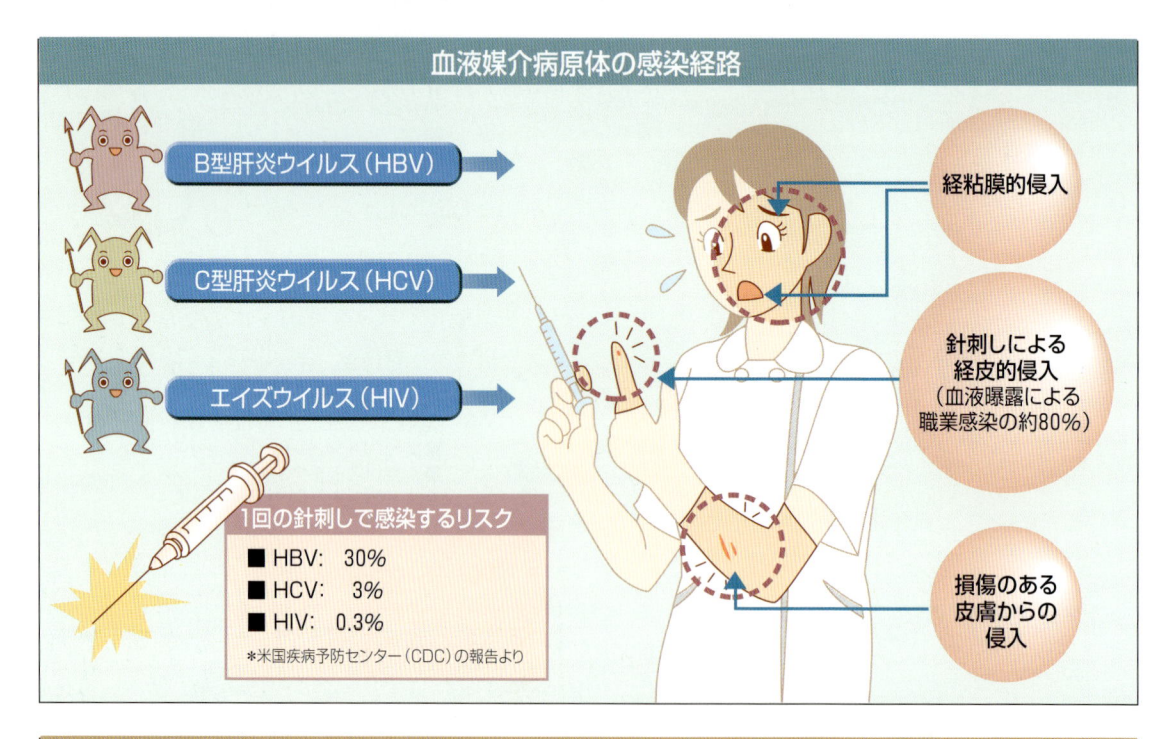

血液媒介病原体対策

1 スタンダードプリコーション
血液・体液・排泄物などは、すべて同等に感染の危険があるものとして取り扱う。

2 鋭利物は、本人が廃棄
針などの鋭利物を使用した後は、実施者本人が、責任を持って廃棄する。

3 積極的な業務改善を
針刺しは「注意しましょう」では防げない。個人に注意喚起するだけでなく、ワクチン接種、廃棄容器の設置、安全装置付き器材の使用など、積極的な業務改善が必要である。

看護師のための職業感染防止

1 針刺し防止対策
PROCESS

リキャップ禁止！
- 針刺しの25％はリキャップ時に起きているといわれる。
- 米国では、リキャップを法的に禁止・制限し、廃棄容器を設置することで、リキャップ時の針刺しが24％から3％に激減した。
- リキャップは禁止し、安全器材の使用や、使用直後の針器材の廃棄を徹底する。

廃棄容器の活用
- 病室や処置室に針廃棄容器を設置。もしくは、携帯用廃棄容器を持参する。

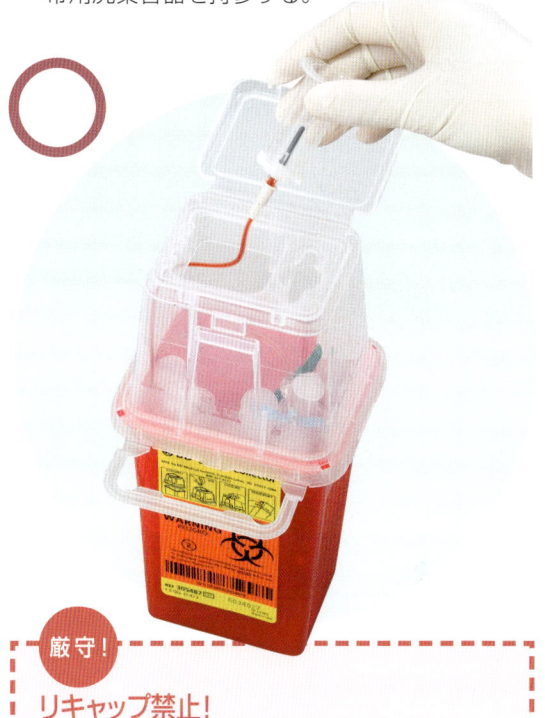

厳守！
リキャップ禁止！
針器材は、使用直後に廃棄する。

採血・血管確保・抜針時の手袋装着
- 採血、血管確保、抜針の際は、血液・体液に触れる可能性（曝露の危険性）があるため、手袋を装着する。
- 万一、針刺しを起こした場合、手袋を装着していると、体内に入る血液量（＝ウイルス量）が少なくなる場合がある。

安全装置付き器材の使用
- 抜針直後に針先を防御できる、安全装置付きの器材を使用する。

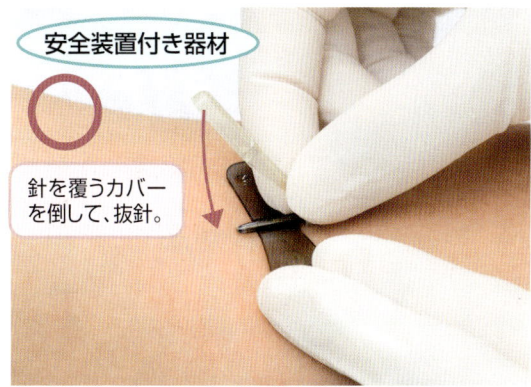

安全装置付き器材

針を覆うカバーを倒して、抜針。

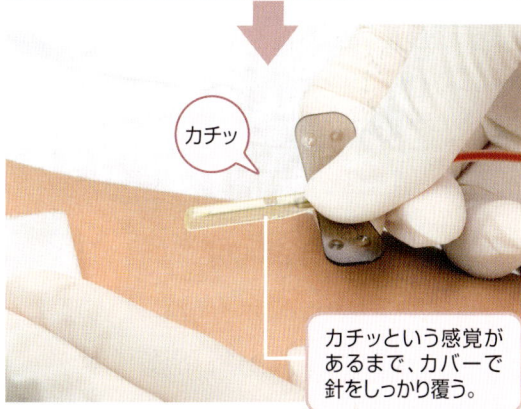

カチッ

カチッという感覚があるまで、カバーで針をしっかり覆う。

POINT
- やむをえずリキャップするときは、片手リキャップ法で行う。片手でシリンジを持ち、キャップをすくう。

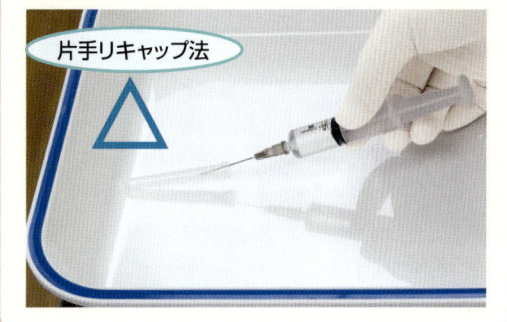

片手リキャップ法

ハンズフリーテクニック
- 鋭利器材は直接、手渡しをせず、トレーなどの上にいったん置いて受け渡しをする。

CHAPTER 3

2 採血時の感染防止
PROCESS

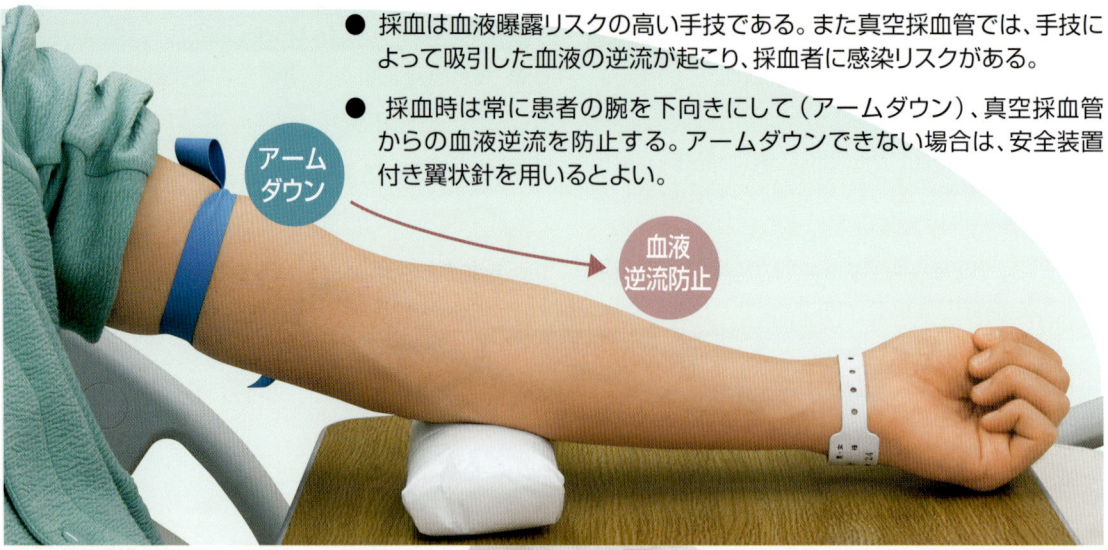

- 採血は血液曝露リスクの高い手技である。また真空採血管では、手技によって吸引した血液の逆流が起こり、採血者に感染リスクがある。
- 採血時は常に患者の腕を下向きにして（アームダウン）、真空採血管からの血液逆流を防止する。アームダウンできない場合は、安全装置付き翼状針を用いるとよい。

アームダウン

血液逆流防止

POINT
- 採血時は、患者の腕を下向きに。常に穿刺部位より採血管を下に置き、逆流を防止する。
- 採血管を抜いた後に駆血帯を外す。駆血帯を外した後に抜針する。

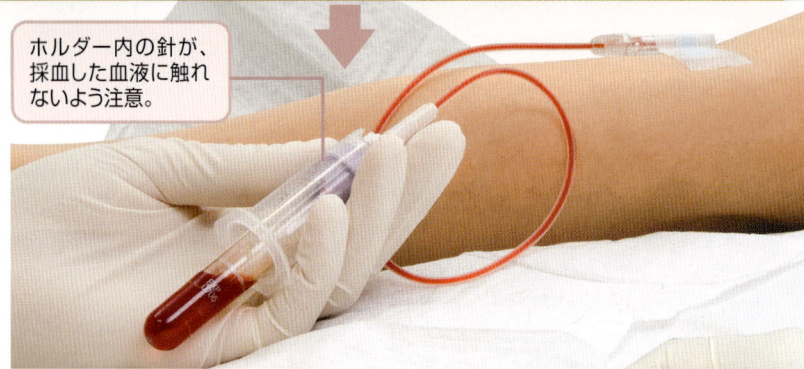

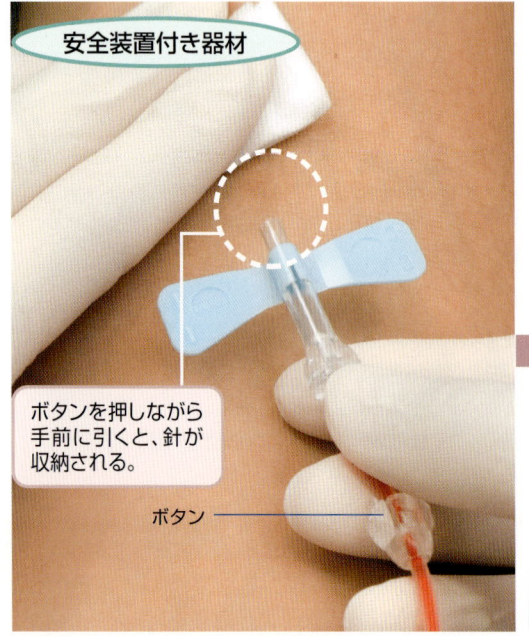

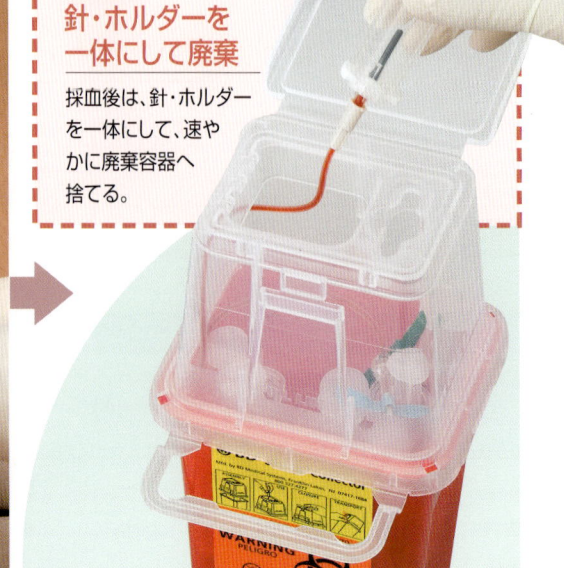

ホルダー内の針が、採血した血液に触れないよう注意。

安全装置付き器材

ボタンを押しながら手前に引くと、針が収納される。

ボタン

注意！
針・ホルダーを一体にして廃棄

採血後は、針・ホルダーを一体にして、速やかに廃棄容器へ捨てる。

看護師のための職業感染防止

針刺し後の対応

- 万一、針刺しをしてしまった場合は、直ちに受傷部を石けんと流水で十分に洗浄する。目に入った場合は、5分以上、洗浄する。
- 上司・担当医に報告し、すみやかに医療機関を受診する。
- 血液感染などの可能性を調べ、感染症別の対策をとる。

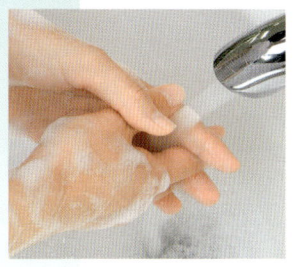

針刺しをしてしまった！

↓

石けんと流水で洗浄

受傷部を石けんと流水で洗浄。　**直後**

↓

報告・早期受診

上司・担当医に報告。すみやかに医療機関を受診する。

血液感染などの可能性を調べ、感染症別に対応。　**対策**

針刺し時に必要な検査項目（例）

	患者	職員
HBV	HBs抗原	HBs抗体、HBs抗原
HCV	HCV抗体	HCV抗体
HIV	HIV抗体	HIV抗体
肝機能	GOT、GPT	GOT、GPT

＊必要な観察期間のフォローを怠らないようにする。

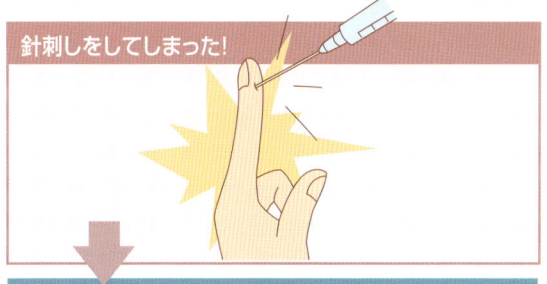

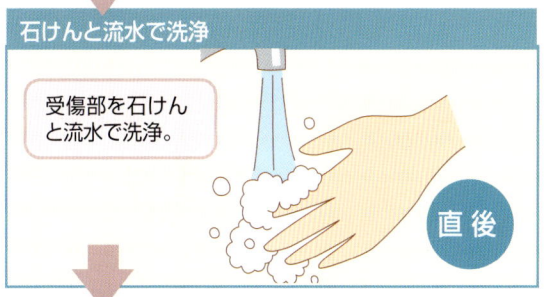

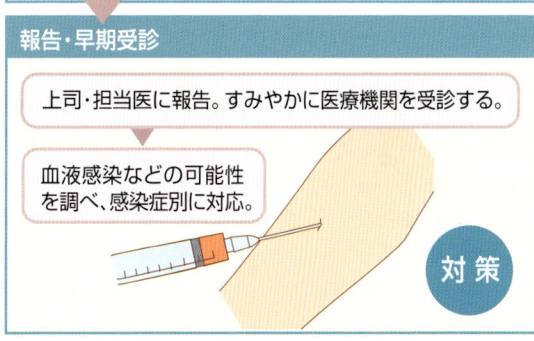

曝露後の対策（血液媒介微生物感染症が疑われる場合）

	予防接種	グロブリン	予防内服	観察期間
HBVの感染疑い 患者がHBs抗原陽性で職員がHBs抗体陰性の場合	■HBVワクチン0.5mLを筋注 ■3回シリーズで実施する ＊あらかじめ予防接種でHBV抗体を獲得している職員の場合、感染の危険はない。	72時間以内（ただし、できるだけ速やかに、24時間以内が望ましい）に、抗HBグロブリン（HBIG）1000単位を筋注。	なし	6か月 定期的な肝機能検査とHBs抗原HBs抗体検査が必要。
HCVの感染疑い 患者がHCV抗体陽性で、職員がHCV陰性の場合	なし	なし	なし ※インターフェロンの使用は感染が成立した場合のみ有効。	6か月 定期的な肝機能検査とHCV抗体検査が必要。
HIVの感染疑い 患者がHIV陽性または疑いが強い場合 ＊1 注入される血液量が多いほど危険 　1）目で見えるほどの血液で汚染 　2）血管内に留置されていた器材 　3）深い損傷 ＊2 患者が多くのウイルスを持っている 　1）末期のHIV 　2）感染初期	なし	なし	曝露直後（1～2時間以内）にAZTを服用することにより感染のリスクを80％低下させる。 ＊副作用が強い ＊妊娠への安全性は確認なし	6か月

CHAPTER 3　看護師のための職業感染防止

CHAPTER 3

結核対策

- 結核は空気感染するため、結核の患者を見逃してしまうと、施設内で他の患者や医療従事者に感染させてしまい、多くの新たな結核患者を生む可能性がある。

- 結核は「うつる結核」と「うつらない結核」に分類され、うつる結核を早期に見つけ出し、空気感染対策を実施することが重要である。

- 看護師は患者に直接、ケアを提供するため、結核菌に曝露する機会が多い。一般人の2～3倍も感染リスクが高いことを念頭におく。

- 看護師の結核予防対策として、ツベルクリン検査、胸部X線検査、N95マスクの適切な着用が大切である。

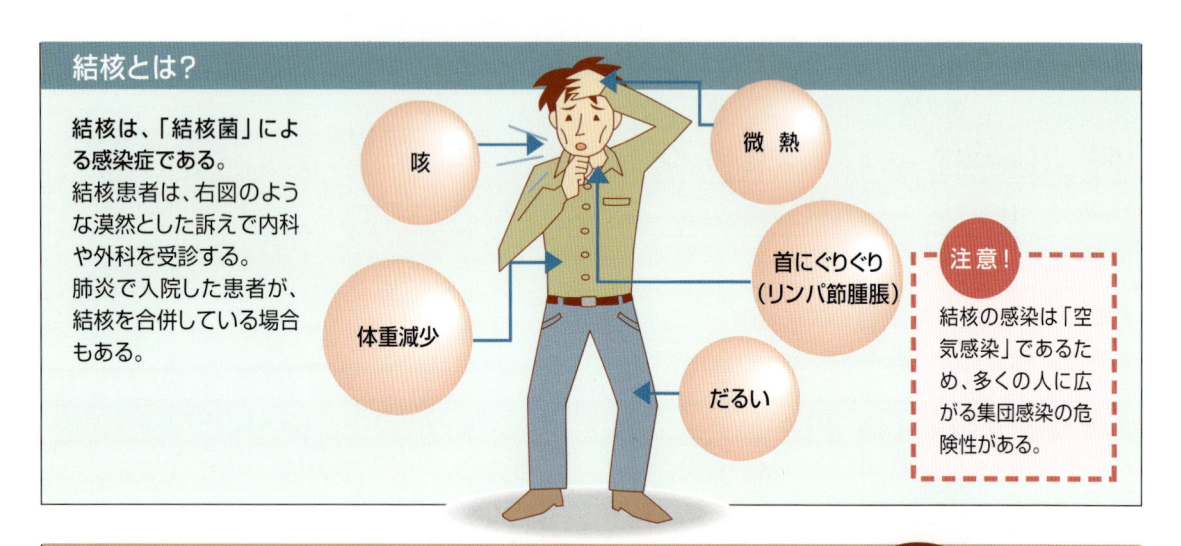

結核とは？

結核は、「結核菌」による感染症である。
結核患者は、右図のような漠然とした訴えで内科や外科を受診する。
肺炎で入院した患者が、結核を合併している場合もある。

- 咳
- 微熱
- 体重減少
- 首にぐりぐり（リンパ節腫脹）
- だるい

注意！
結核の感染は「空気感染」であるため、多くの人に広がる集団感染の危険性がある。

うつる結核とは？

肺結核で塗抹検査が陽性なら、「うつる結核」！

塗抹検査は次のどちらかの場合、陽性となる。
肺結核で、なおかつ塗抹検査が陽性の結核は、「うつる結核」である。
①3日連続で朝の喀痰を調べ、そのうち1つでも抗酸菌染色で陽性である。
②気管支鏡の洗浄液の抵酸菌染色が陽性になる。

うつる結核
- 肺結核で、かつ塗抹検査が陽性
- 排菌している肺結核など

↓
- 陰圧での個室隔離を行う。
- 医療従事者はN95マスクを着用。
- 隔離による患者の精神的負担に配慮する。

うつらない結核
- 塗抹検査が陰性の場合
- 肺結核でない場合
- 結核性髄膜炎、骨髄炎、リンパ節炎など

↓
- 隔離は不要。
- N95マスクの使用は不要。

看護師のための職業感染防止

結核患者の早期発見・早期対応

- 咳など呼吸器症状のある患者は、感染症を持つ可能性があると考え、「咳エチケット」対策を実施する。
- 咳エチケットとは、気道分泌物の飛散を防止するため、呼吸器感染症の症状のあるすべての人に対して、次のような対策を実施する。
① 咳やくしゃみの際は、口と鼻を覆うように指導する。
② 咳やくしゃみの際は、気道分泌物の飛散を防止するため、ティッシュペーパーを当てる。使用後は、ノンタッチタイプのゴミ箱に廃棄する。
③ 気道分泌物やそのほかの汚染物、物品との接触後は、手指衛生を行う。
④ うつる結核の患者、あるいはうつる結核が疑われる患者は、陰圧個室に隔離する。

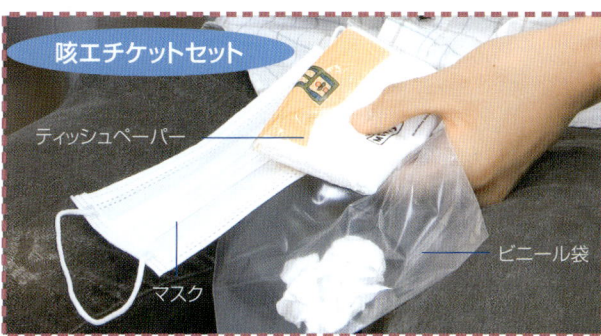

咳エチケットセット
- ティッシュペーパー
- マスク
- ビニール袋

咳エチケット
咳・くしゃみの際、口・鼻をティッシュペーパーで覆う。

空気感染対策の実施

- 結核の疑いがある患者やうつる結核と診断された患者に対して、次のような空気感染対策を実施する。
① 患者を陰圧個室に隔離する。患者入室前にスモークテストを行い、陰圧が保たれていることを確認。
② 看護師など患者と接する者は、N95マスクを正しく、確実に装着する（p23参照）。
③ 患者には、サージカルマスクを着用してもらう。
④ 個室管理に伴う患者の精神的負担に配慮を忘れない。

- 空気を消毒する必要はない。また、空気を消毒する目的で、消毒薬の噴霧を行ってはならない。
- 物品（食器を含む）や環境表面を経由した結核菌による、患者の集団発生は報告されていない。物品や環境表面の特別な消毒は不要である。
- 陰圧個室がない場合は、通常の個室に隔離。個室のドアを常に閉じ、窓を開けておく。患者の退室後は窓を開放し、外気を1時間以上入れ、通常の退室時清掃を行う。

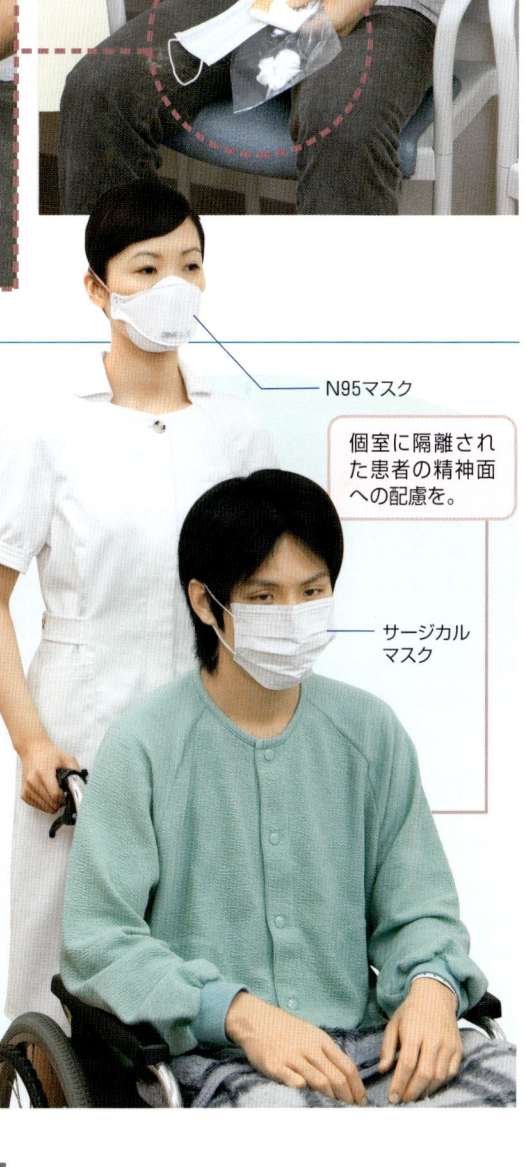

N95マスク

個室に隔離された患者の精神面への配慮を。

サージカルマスク

CHAPTER 3

CHAPTER 3

看護師の結核予防対策

- うつる結核に曝露した看護師は、すみやかにツベルクリン反応検査やX線検査により、結核発症の有無を確認する。
  すでに感染を受けたが未発症（潜在性結核感染者）の場合、予防的に薬を飲むことで、その後の結核発病の危険性を小さくする予防内服という対策が有効となる。

【ツベルクリン反応検査について】

- 病院就職時にツベルクリン反応検査を行い、結核感染の既往歴を把握しておく。
- 新規採用職員のツベルクリン反応検査は、ブースター効果を考慮して二段階法で実施する。
- 1回目は陰性と判定された場合でも、2週間後にもう1度検査を行うと、はっきりと陽性反応が出ることがある（ブースター効果）。
- 病院就職時に偽陰性で、そのまま数年勤務し、万一結核に曝露した場合、ツベルクリン反応で陽性が出ても、それが病院就職前からのものか、その時点での感染かを判断することができない。

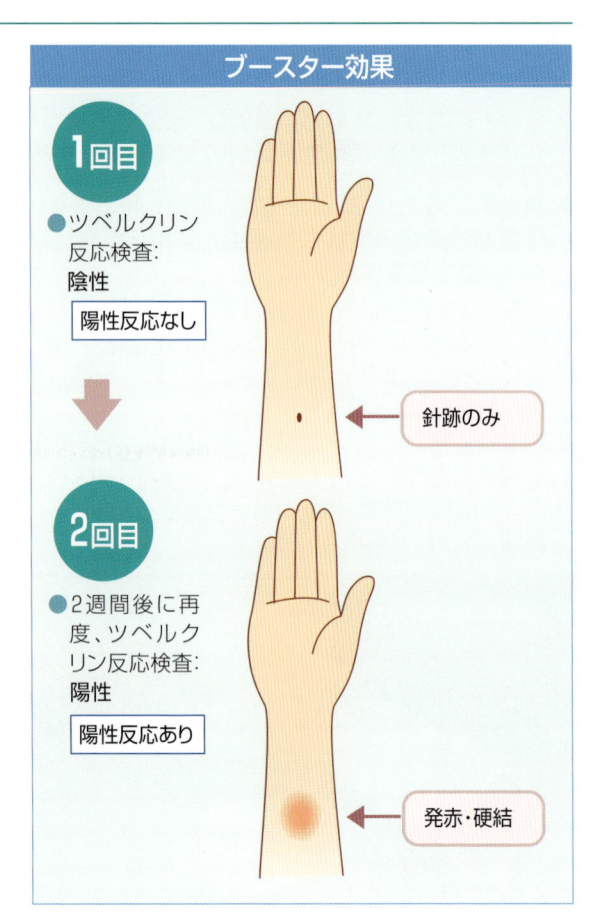

ブースター効果

1回目
- ツベルクリン反応検査：陰性
  - 陽性反応なし
  - ← 針跡のみ

2回目
- 2週間後に再度、ツベルクリン反応検査：陽性
  - 陽性反応あり
  - ← 発赤・硬結

STUDYING

N95マスクを効果的に使用するために

N95マスクは、1μmの大きさの粒子を99％除去することが可能である。しかし、このマスクが本来の効果を発揮するためには、着用する人の顔にぴったりとフィットしていることが重要である。

N95マスクは、新規採用時などにフィットテスト（p23参照）を行い、自分に適切なサイズと着用方法を知ることが重要である。

実際にN95マスクが必要な場合、各自でフィットチェックを行い、空気がマスクの外側に漏れていないかどうかを確認する必要がある。

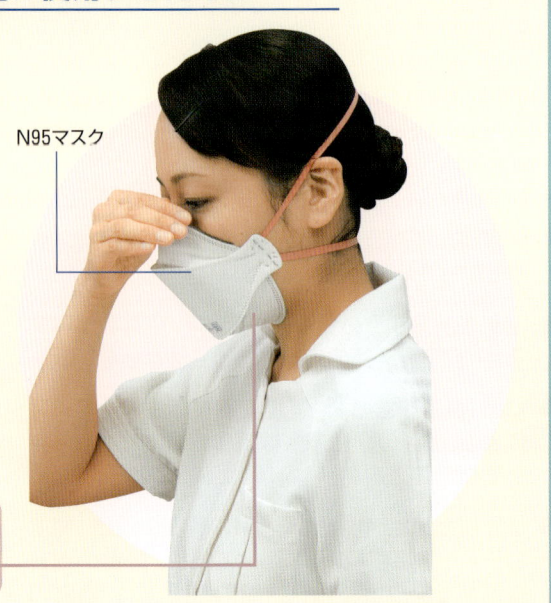

N95マスク

病室への入室前にフィットチェックを行う。

看護師の業務制限

- 医療従事者の就業制限については、感染症予防法や結核予防法などに定められている場合に加え、さらにきめ細かく、担当職種・部署などを考慮し、感染リスクを勘案して判断する。

- 麻疹・水痘・流行性耳下腺炎・風疹など、法的な就業制限がない感染症の場合でも、感染性があり、伝播された患者によっては重大な影響を生じる感染症に関しては、医療機関の判断で罹患した可能性のある看護師に就業制限を行うことが望ましい。

- 就業制限は、感染性のある期間に実施される。麻疹などは、症状が出る前から感染期間となるため、専門家のアドバイスを受けることが望ましい。

- インフルエンザに罹患した疑いのある看護師は、患者のケアから外すことを考慮する必要があるため、必ず、上司に報告する。

- 麻疹・水痘・流行性耳下腺炎・風疹・インフルエンザなどは、ワクチン接種をしっかりと行い、就業制限とならないよう予防することが大切である。

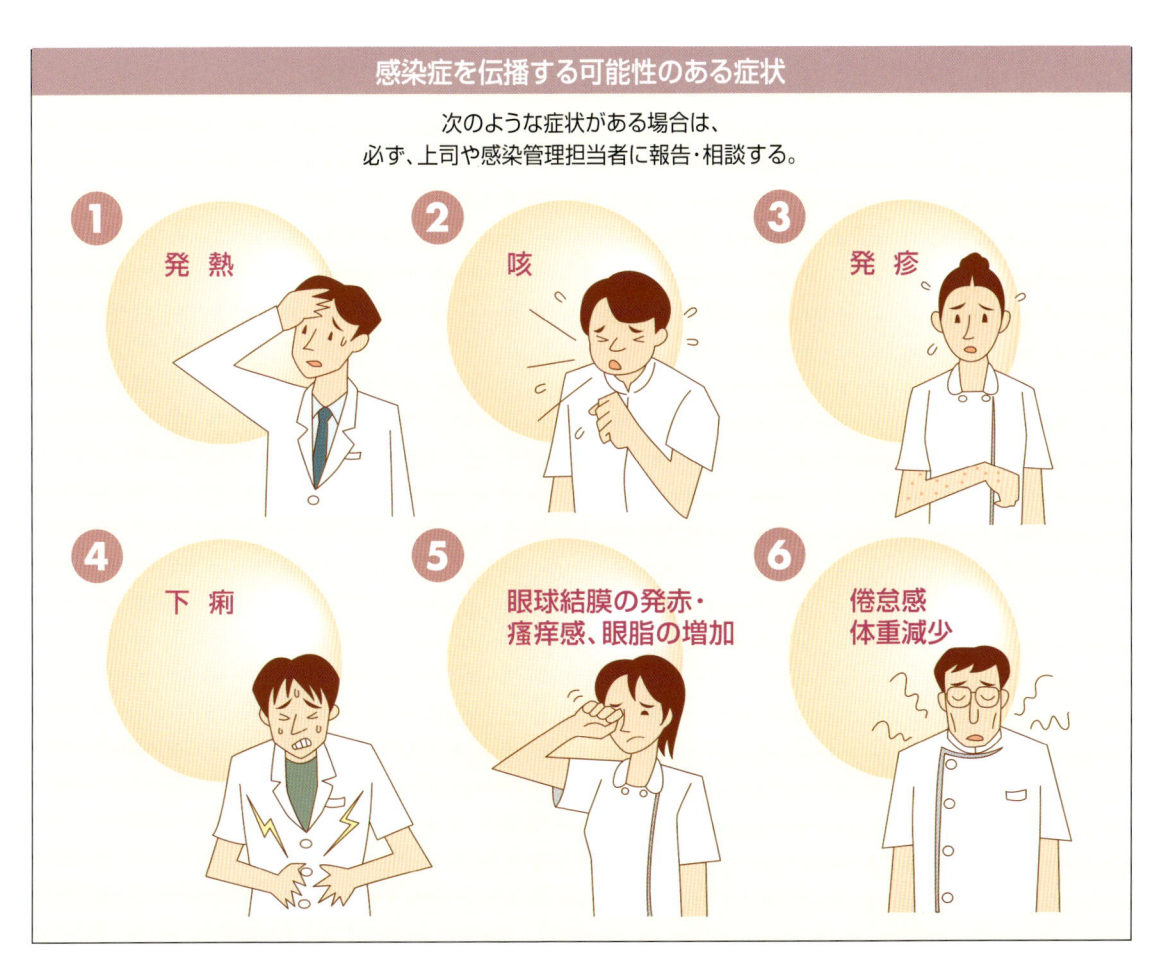

感染症を伝播する可能性のある症状

次のような症状がある場合は、必ず、上司や感染管理担当者に報告・相談する。

1. 発熱
2. 咳
3. 発疹
4. 下痢
5. 眼球結膜の発赤・瘙痒感、眼脂の増加
6. 倦怠感 体重減少

CHAPTER 4
ケアと感染防止

日々の何気ないケアの中に、実は感染を防ぐ大切なポイントが数多くある。身体の清潔を保つこと、カテーテルやチューブ類など医療器具の適正な使用・管理、不要なカテーテルの抜去など、感染対策に看護師が果たす役割は大きい。

目的・適応

- ケアの提供場面において、スタンダードプリコーションと感染経路別予防策を実践し、感染防止対策を徹底することで感染を防止する。

到達目標

1. 効果的な方法で清潔ケアが実施できる。
   - 口腔ケア
   - 陰部洗浄
   - おむつ交換

2. カテーテル関連血流感染防止対策が実施できる。
   - カテーテル関連血流感染の発生メカニズムを理解できる。
   - 薬剤の調剤・管理ができる。
   - 中心静脈カテーテルの挿入介助および管理ができる。
   - 末梢静脈カテーテルの挿入および管理ができる。

3. カテーテル関連尿路感染防止対策が実施できる。
   - カテーテル関連尿路感染発生のメカニズムを理解できる。
   - 清潔操作で尿道留置カテーテルの挿入および管理ができる。

4. 呼吸ケアにおける院内感染防止対策が実施できる。
   - 呼吸器感染発生のメカニズムを理解できる。
   - 吸引が実施できる(気管内、口腔内、鼻腔内)。
   - 人工呼吸器関連肺炎防止対策が実施できる。

5. 適切な培養検体採取が実施できる。

清潔ケアと感染防止

- 私たちの皮膚や粘膜など、体が外界と接する部分には「常在菌」という多くの微生物が生息している。
  洗顔・歯磨き・シャワー浴など、清潔ケアの不足により常在菌が増殖したり、宿主である私たちの抵抗力が弱ったりすると、感染症を起こすことがある。

- 医療施設は、細菌が増殖する条件である温度・水・栄養が豊富な環境である。

- 皮膚や粘膜などに傷や医療器具による侵襲があったり、抗菌薬などの治療により防御機能が破綻すると、感染症を起こしやすくなる。
  抗菌薬の使用は、耐性菌の出現につながる。

- 皮膚や口腔、陰部など、清潔を保つケアを毎日行うことが必要である。
  自分でできない患者の場合、看護師が積極的にケアを行う。
  その際、看護師が菌の媒介者にならないよう注意する。

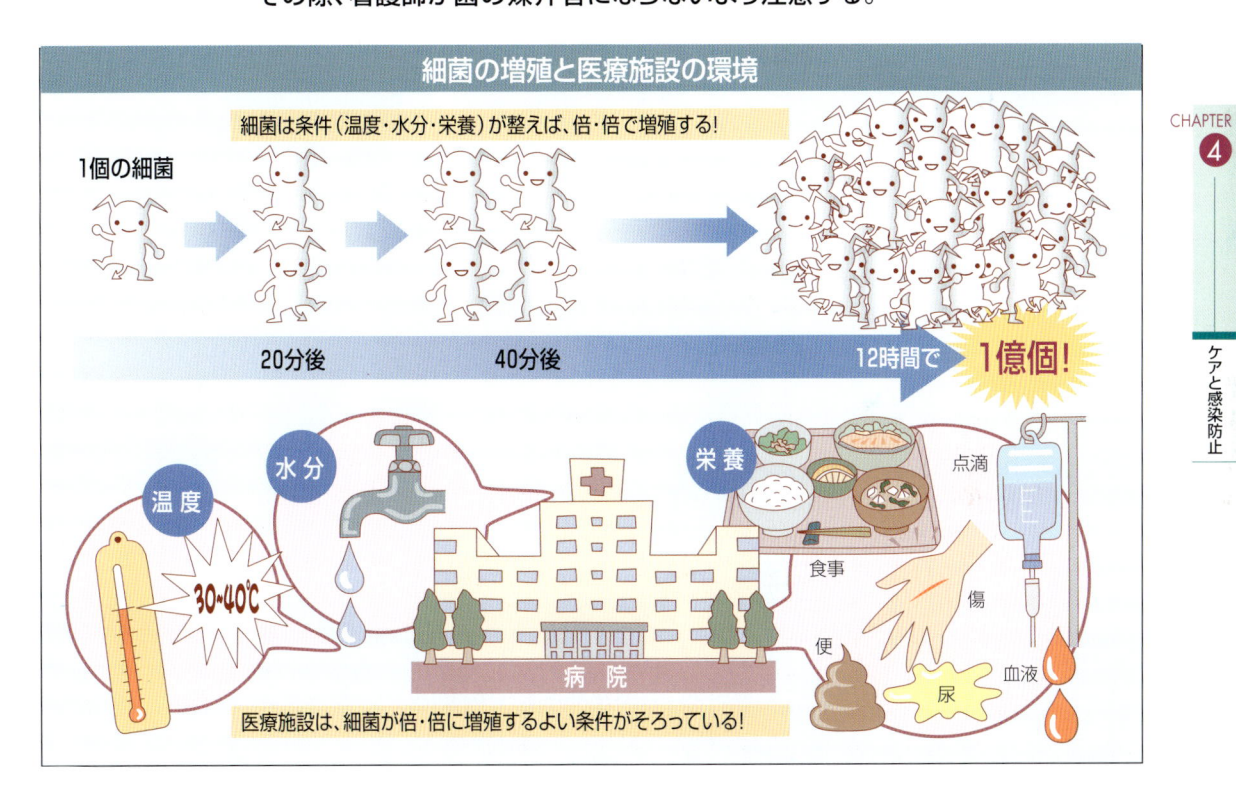

細菌の増殖と医療施設の環境

細菌は条件（温度・水分・栄養）が整えば、倍・倍で増殖する！

1個の細菌 → 20分後 → 40分後 → 12時間で **1億個！**

温度 30〜40℃／水分／栄養（食事・便・尿・傷・血液・点滴）

医療施設は、細菌が倍・倍に増殖するよい条件がそろっている！

皮膚の感染防御機能（3つのバリア）

物理的バリア
傷のない健康な皮膚からは、微生物は侵入できない。

科学的バリア
粘膜を覆う分泌物には殺菌効果があり、身体を保護している。

微生物のバリア
常在菌は生体を傷つける細菌を容易に活性化させない。

CHAPTER 4

清潔ケアの留意点

1 排泄物が、体のほかの部位につかないよう注意!
排泄物には常在菌が多く存在するため、体のほかの部位につかないようにする。特に、カテーテル挿入部位など皮膚や粘膜の防御機能が破綻している部位と汚染部位が近い場合は、細心の注意を。

2 ケアはきれいな部位から
清潔ケアは、きれいな部位から汚染された部位へと進め、細菌が広がらないようにする。

3 処置後の物品の後始末
処置後、細菌で汚染された物品はできるだけ広げず、限られた場所で、決められた処理を行う。

4 処置前後に手指衛生
処置の前と後には、必ず手指衛生を行う。

1 PROCESS 皮膚のケア

皮膚には多数の常在菌、一過性の菌が存在する。これらを石けんと流水で洗い流すことが基本である。

シャワー浴・石けん清拭

- 身体の清潔を保つには、入浴が最も効果的。発熱などの症状がなく、バイタルサインが安定していれば、定期的にシャワー浴を実施する。
- シャワー浴ができない場合は、石けんを用いた清拭を行う。その際、石けん分が残ると皮膚の自浄作用が低下するため、よく拭き取る。

POINT
皮膚ケアの基本は、石けんと流水
- 身体の清潔を保つため、定期的なシャワー浴を!
- シャワー浴ができない場合は、石けんを用いた清拭を!

シャワー浴

蒸しタオル清拭

- 蒸しタオルによる清拭は、保温器やタオルの細菌汚染などの報告があり、慎重に行う必要がある。保温器を70℃に加熱しても、乾熱のため、熱水消毒と同様の効果は期待できない。芽胞菌や細菌の一部は、容易に増殖し、院内感染の原因となる。

EVIDENCE
- 蒸しタオル清拭は、保温器の細菌汚染が報告されており、要注意!

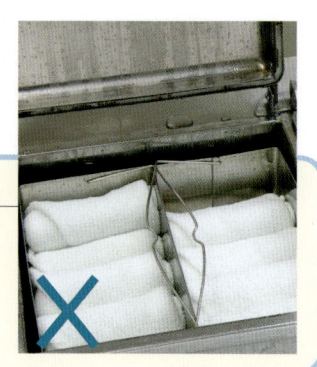

石けん清拭

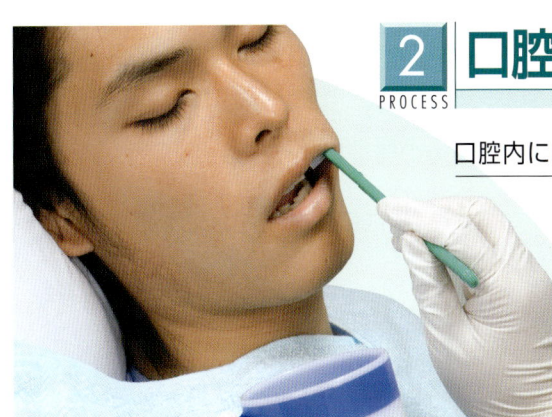

ケアと感染防止

2 PROCESS 口腔ケア

口腔内には、多彩な菌が濃厚に存在する。

- 歯磨きは朝だけでなく、毎食後と就寝前に行う。
- 口から食事をしていない場合は、唾液の分泌が減少し、自浄作用が低下。1日3～4回以上の口腔ケアを実施することが望ましい。

唾液との接触を防止するため、手袋を装着。

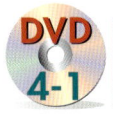

DVD 4-1 3 PROCESS 陰部洗浄

外陰部は排泄物や分泌物のため、汚染されやすい。入浴できない場合は、1日1回陰部洗浄を行う。
また、尿道留置カテーテルを留置している場合、逆流による尿道・膀胱への細菌の侵入が起こりやすいため、注意する。

洗浄ボトルは患者ごとに替える。

感染防止対策

- 手指衛生を行い、手袋を装着。必要時、プラスチックエプロンを着用する。患者ごとに、ケアの前後に手指衛生・手袋交換を行う。
- 石けん、陰部洗浄ボトル、タオルなどは、患者ごとに取り替える。
- 陰部洗浄ボトルは使用後、そのつど洗浄して十分に乾燥させ、扉のある清潔な場所に保管する。

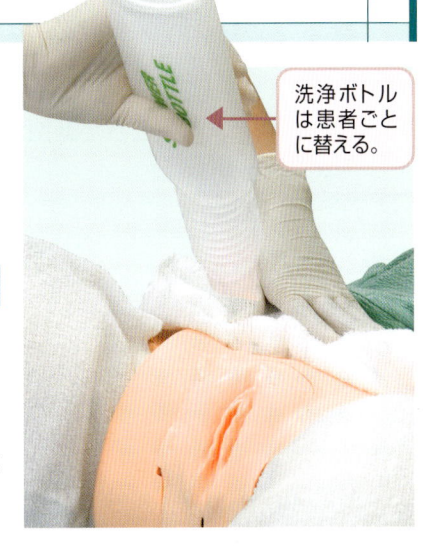

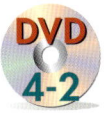

DVD 4-2 4 PROCESS おむつ交換

排泄物には、多数の微生物が存在する。また、下痢や血便を認めた場合は、感染症（病原性大腸菌感染症、ノロウイルス感染症、偽膜性腸炎など）の可能性があるため、すべての患者に対してスタンダードプリコーションを実施する。

感染防止対策

- 手指衛生を行い、手袋を装着。必要時、プラスチックエプロンを着用。患者ごとに、ケアの前後に手指衛生・手袋交換を行う。
- 清潔なおむつと汚染したおむつを、交差させない。
- 排泄物・汚物は速やかに処理し、環境を汚染しない。

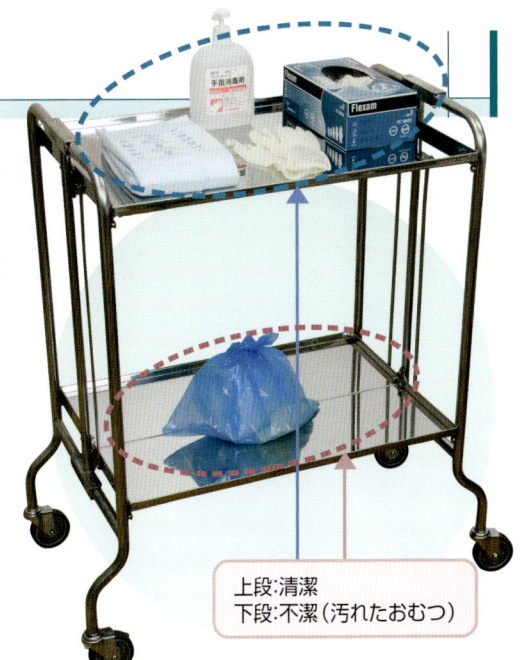

上段：清潔
下段：不潔（汚れたおむつ）

CHAPTER 4 ケアと感染防止

CHAPTER 4

血管内留置カテーテルと感染防止

- 血管内留置カテーテルの挿入操作、その後の管理によっては、容易に血流感染を起こす。
  血流感染とは、微生物が血中に間欠的・持続的に侵入することである。

- 血流感染を起こすと患者は重症化しやすく、12～25％が死亡するといわれる。
  血流感染の多くが、血管内留置カテーテルに関連している。

- 血流感染の防止には、不要なカテーテルを直ちに除去することが最も効果的である。

- 血管内に針やカテーテルを留置すると、
  皮膚や器具についた微生物が容易に血管内に侵入する可能性がある。

- 針やカテーテルの血管内留置から血栓ができ、
  そこに微生物が付着・増殖し、血流感染が起こる。

- 汚染された薬剤、輸液ルートから血流感染が起こる場合もある。

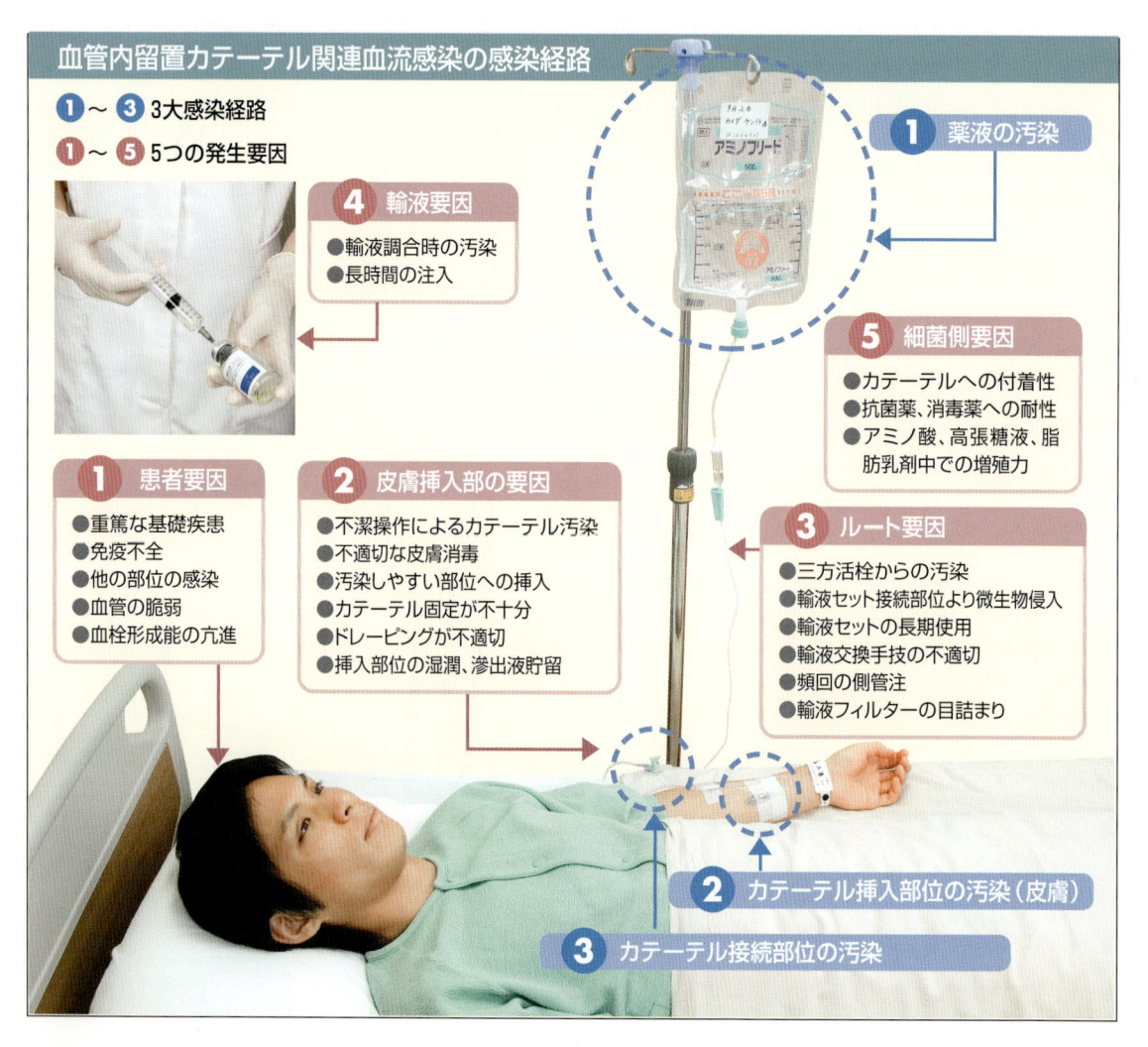

血管内留置カテーテル関連血流感染の感染経路

❶～❸ 3大感染経路
❶～❺ 5つの発生要因

1 薬液の汚染

4 輸液要因
- 輸液調合時の汚染
- 長時間の注入

5 細菌側要因
- カテーテルへの付着性
- 抗菌薬、消毒薬への耐性
- アミノ酸、高張糖液、脂肪乳剤中での増殖力

1 患者要因
- 重篤な基礎疾患
- 免疫不全
- 他の部位の感染
- 血管の脆弱
- 血栓形成能の亢進

2 皮膚挿入部の要因
- 不潔操作によるカテーテル汚染
- 不適切な皮膚消毒
- 汚染しやすい部位への挿入
- カテーテル固定が不十分
- ドレーピングが不適切
- 挿入部位の湿潤、滲出液貯留

3 ルート要因
- 三方活栓からの汚染
- 輸液セット接続部位より微生物侵入
- 輸液セットの長期使用
- 輸液交換手技の不適切
- 頻回の側管注
- 輸液フィルターの目詰まり

2 カテーテル挿入部位の汚染（皮膚）

3 カテーテル接続部位の汚染

中心静脈カテーテル

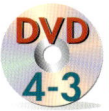

DVD 4-3 PROCESS 1

中心静脈カテーテルは、一般に鎖骨下静脈から挿入し、先端を上大静脈に留置する。血液量が多く、血流も速いため、糖濃度の高い輸液を投与できる。カテーテルの走行距離も短いため、血栓形成の可能性が低下する。

（図：鎖骨下静脈、上大静脈）

患者への説明

- 挿入目的・方法を説明し、理解と同意を得る。
- 挿入前・挿入後の感染防止（皮膚ケア、輸液ラインの清潔保持、挿入部の観察・ケア）を説明する。

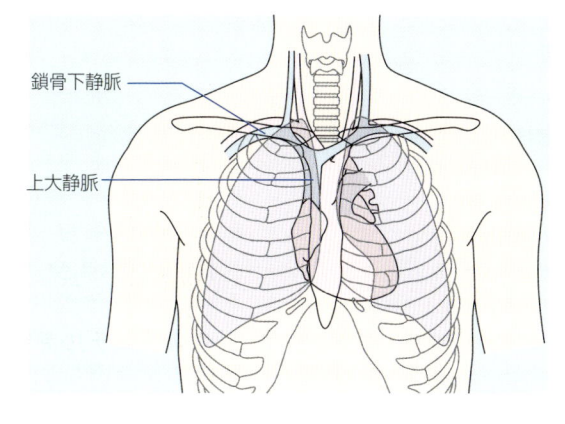

挿入前のケア

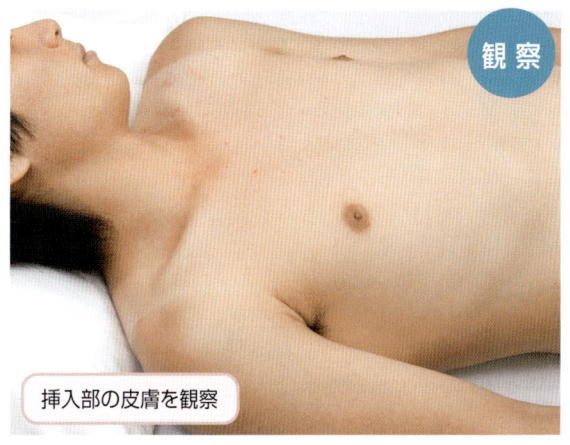

観察
挿入部の皮膚を観察

- 挿入部周辺の皮膚の状態を確認：発赤・発疹・創傷の有無、放射線治療などの予定、清潔状態など。
- 挿入部位は、無菌操作や患者要因（緊急性、ほかのカテーテルの存在、出血傾向など）、合併症のリスク（気胸・血腫・深部静脈血栓など）、感染リスクを考慮して選択される。

清潔
- 可能であれば、挿入前に入浴、シャワー浴を行う。できない場合は、石けんと微温湯で清拭する。
- カミソリでの剃毛は皮膚を傷つけ、感染リスクを高める。除毛が必要なら、はさみや電気カミソリを用いる。

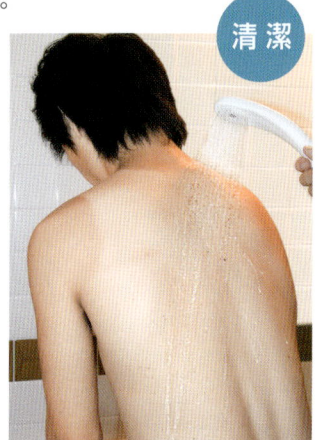

挿入場所の環境整備

- 清潔区域にスペースを確保し、人の出入りを制限する。個室での挿入が望ましい。
- 清掃が行き届いた衛生的な環境で実施。準備・操作中の会話を制限する。

皮膚消毒

- 挿入部全体を広範囲に、十分に消毒する。
- 70％アルコール、または10％ポビドンヨードを用いる。10％ポビドンヨードを用いる場合は、2分以上拭き取らずに待ち、十分に殺菌作用を発揮させる。
- ハイポアルコールなどで拭き取ると、ポビドンヨードの残存消毒効果をなくしてしまうため、禁忌。

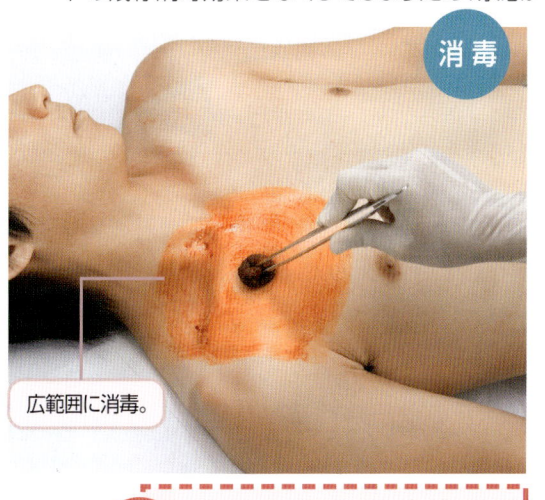

消毒
広範囲に消毒。

注意！ ポビドンヨードのハイポアルコールでの拭き取りは禁忌！2分以上待って乾かす。

CHAPTER 4

マキシマルバリア・プリコーション（MBP）

- 挿入はマキシマルバリア・プリコーション（高度無菌遮断予防策）が適応される。
- 医師は手指衛生の後、キャップ、マスク、滅菌ガウン、滅菌手袋を装着する。
- 患者の全身を滅菌ドレープで覆い、無菌操作で挿入する。

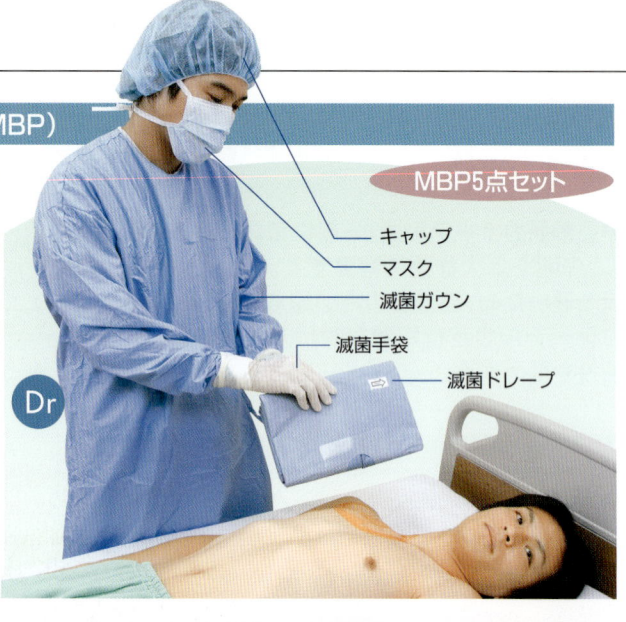

MBP5点セット
- キャップ
- マスク
- 滅菌ガウン
- 滅菌手袋
- 滅菌ドレープ

POINT
- マキシマルバリア・プリコーションを実施しない場合、感染リスクが6倍に高まるといわれる。

ドレッシング材

- ドレッシング材は、観察しやすいフィルム型を用いる。
- カテーテル挿入直後など血液が染み出る場合は、滅菌ガーゼによるドレッシングが望ましい。

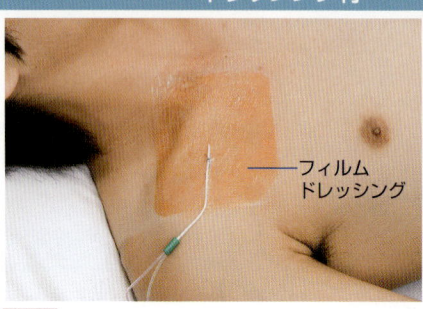

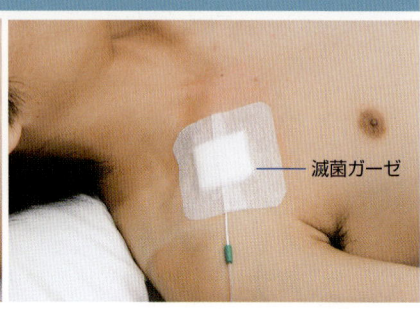

（左）フィルムドレッシング　（右）滅菌ガーゼ

留置中のケア

- 挿入部を観察する（下表参照）。
- フィルムドレッシングは1回/週、滅菌ガーゼは2日ごとに交換する。汚染したり、はがれたら、そのつど交換。
- 消毒薬、抗菌薬入り軟膏の塗布は、真菌や耐性菌による感染症リスクを高めるため、透析カテーテル以外では推奨されない。

輸液ラインの交換

- 輸液ラインは72～96時間ごとに交換する。
- 血液や脂肪乳剤の注入後は、24時間以内に交換する。もしくは末梢ルートから注入。脂肪製剤は12時間以内、血液製剤は4時間以内で注入する。
- 可能な限り、三方活栓を組み込まない。

静脈留置カテーテル挿入中の観察事項と対応

観察		症状	対応
挿入部位の局所症状（1日1回記録）	挿入部	発赤・熱感・腫脹・疼痛（圧痛） 血管走行に沿った発赤（末梢）	⇒医師に報告 ⇒末梢の場合：カテーテル抜去
		出血・滲出液	⇒ドレッシング交換
	ドレッシング	ゆるみ、湿潤、汚染	⇒ドレッシング交換
全身状態（常時）	敗血症症状	発熱・血圧低下・乏尿	⇒速やかに医師に報告 ⇒ほかに感染がない場合：カテーテル抜去を検討 ⇒抗菌薬開始前に血液培養採取
	カテーテルの必要性	カテーテルの必要性をアセスメント	適応がなければ直ちに抜去

ケアと感染防止

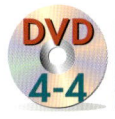

DVD 4-4 | 2 PROCESS | 末梢静脈カテーテル

末梢静脈カテーテルは水・電解質補給、栄養補給、輸血、薬剤投与を目的に挿入される。

患者への説明

- 挿入目的と方法をていねいに説明し、理解と同意を得る。
- 挿入前・挿入後の感染防止について以下の事項を説明する。

  ① 挿入前の皮膚ケア
  ② 輸液ラインの清潔保持
  ③ 挿入部位の観察、ケアの必要性
  ④ カテーテル交換の必要性と頻度（72〜96時間ごとに定期交換、挿入部に異常があれば速やかに除去）

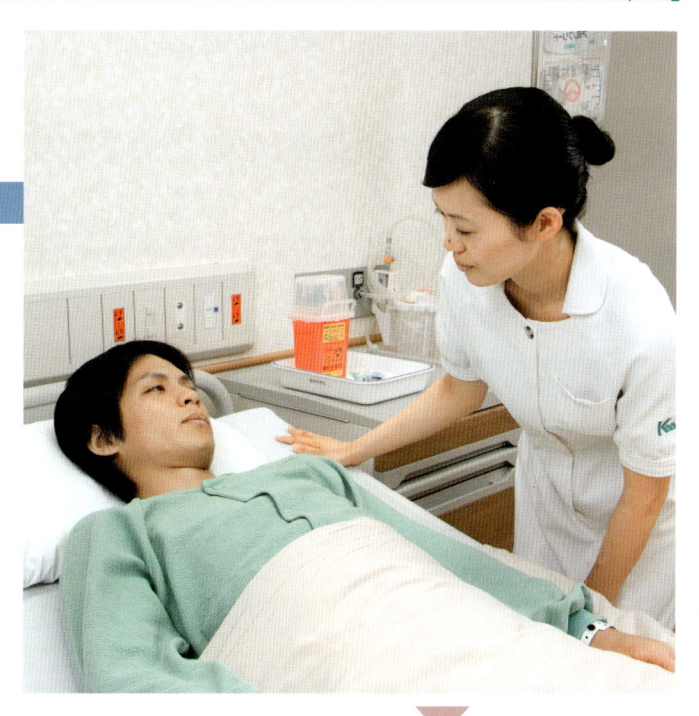

挿入部位の選択

- 利き手でない上肢の静脈が第1選択（前腕・正中、手背）。ただし、手背は点滴漏れを起こしやすいので注意。
- 不適切な部位：
  ① 循環障害・麻痺・腫瘍のある四肢。
  ② 腋窩リンパ節郭清をしている患側上肢。
  ③ 透析患者のシャント側。
  ④ 皮膚に炎症や感染のある部位。

挿入部の皮膚ケア

- 可能ならシャワー浴後に、挿入する。
- 定期交換の際は、カテーテル抜去後にシャワー浴を促し、その後再挿入するとよい。
- 挿入部の観察は、p62参照。
- 石けんと流水での手洗いを実施してもらう。

STUDYING

静脈注射に用いられる血管

末梢静脈カテーテル留置には、利き手でない上肢の静脈が第1選択となる。一般に、尺側皮静脈、肘正中皮静脈、橈側皮静脈、前腕正中皮静脈などが用いられる。
手背を用いる場合は、橈側皮静脈、背側中手静脈などが選択される。

図ラベル：尺側皮静脈、橈側皮静脈、肘正中皮静脈、尺側皮静脈、橈側皮静脈、前腕正中皮静脈、左腕（屈側）

＊村上美好監修：写真でわかる臨床看護技術，インターメディカ，2004，p6より

CHAPTER 4

挿入時のポイント

留置針の選択

- 注射針は感染防止のため、可能な限り細径（24〜22G）を選択する。
- 留置針：外筒はポリウレタン性で耐久性があり、長期間の留置に用いる（72〜96時間ごとに交換）。
- 翼状針：金属性で、間欠的投与のみに用いる。1時間以上の留置は、点滴が漏れやすいので避ける。

穿刺部の消毒

- 皮膚消毒には、単包の70％アルコール綿を用いる。末梢から中枢に向け、穿刺部中央、左側、右側と3回消毒する。その際、アルコール綿の面を替えて2回、綿そのものを取り替えて1回拭く。

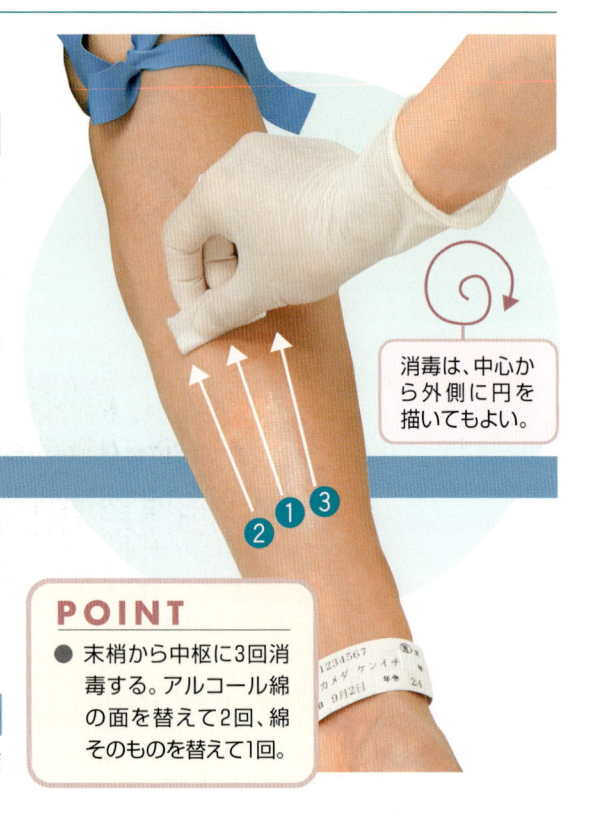

挿入時・挿入後の注意

- 針刺し防止機能付きの留置針を用いることが望ましい。
- 穿刺後は、実施者自身が直ちに、専用の廃棄容器に捨てる。

消毒は、中心から外側に円を描いてもよい。

POINT
- 末梢から中枢に3回消毒する。アルコール綿の面を替えて2回、綿そのものを替えて1回。

ボタンを押す。

ボタンを押すと瞬時に針が収納される。

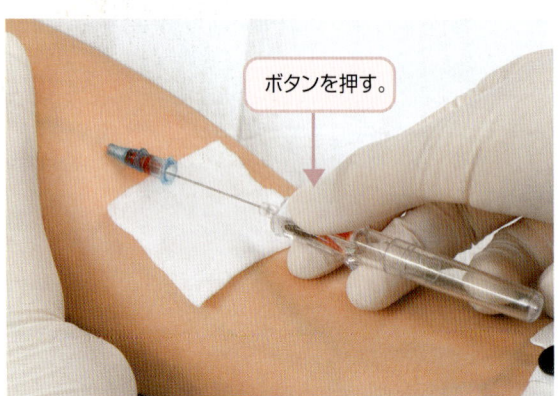

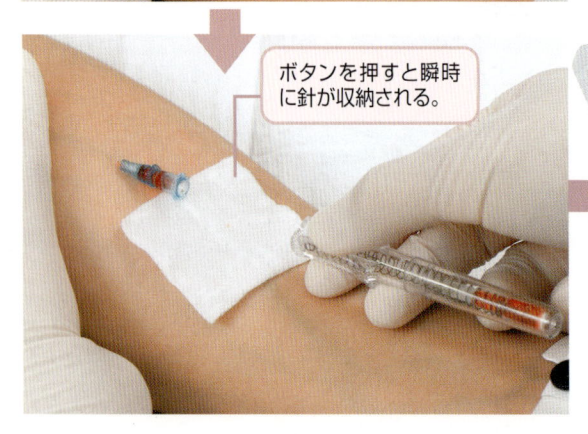

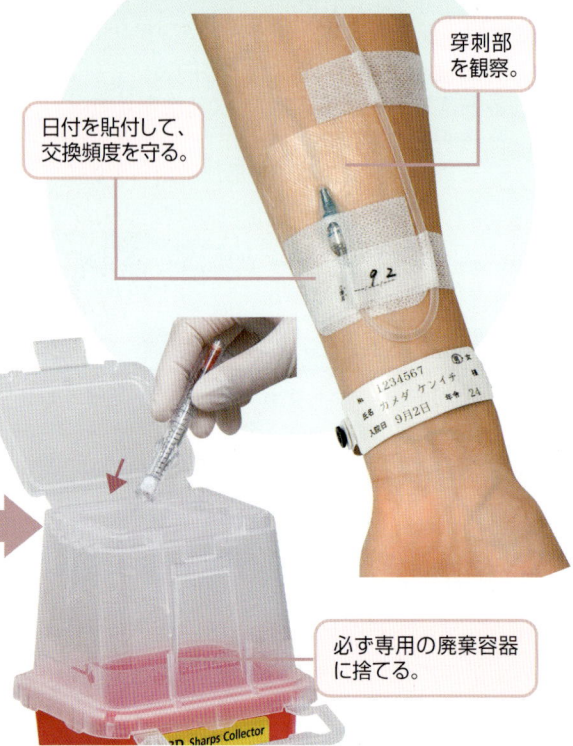

ドレッシング材の貼り方

- 穿刺部は観察できるよう、フィルム型のドレッシング材を用いる。日付を貼付しておく。

穿刺部を観察。

日付を貼付して、交換頻度を守る。

必ず専用の廃棄容器に捨てる。

ケアと感染防止

ドレッシング交換

- カテーテルを交換する際、ドレッシング材も交換する。汚染したり、はがれた場合は、そのつど交換する。
- ドレッシング材交換時は、皮膚を損傷しないよう留意する。

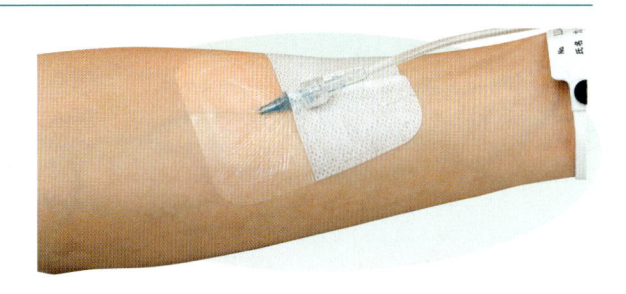

ドレッシング材のはがし方

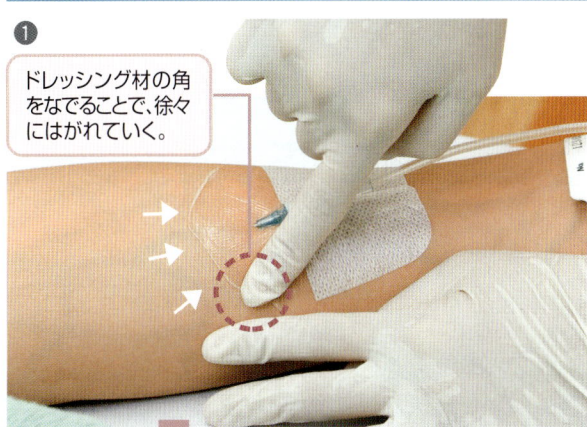

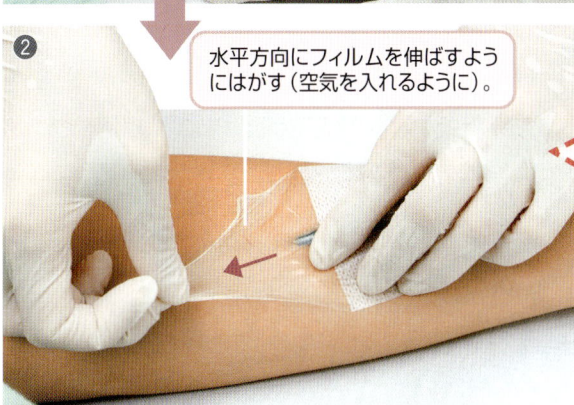

❶ ドレッシング材の角をなでることで、徐々にはがれていく。

❷ 水平方向にフィルムを伸ばすようにはがす（空気を入れるように）。

❸ 皮膚を押さえる。
最後までていねいに、手を添えて。決して、勢いよくはがさない。

❶ ドレッシング材の端を指でこすり、丸めていく。

❷❸ 片方の指で皮膚を押さえながら、もう片方の手でドレッシング材を皮膚と平行に引き、はがしていく。

> **注意！**
> ドレッシング材を皮膚に対して垂直にはがすのは、禁忌！皮膚を損傷しやすい。

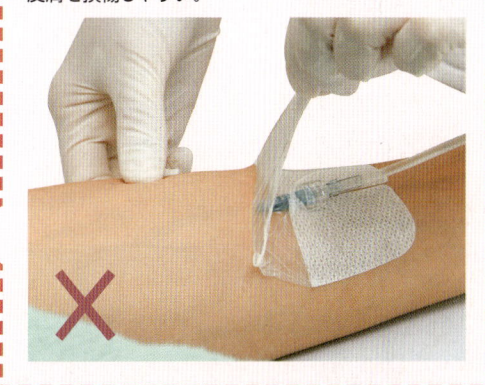

輸液ラインの交換

- 輸液ラインは、72～96時間ごとに定期交換する。
- 血液や脂肪乳剤の注入後は、24時間以内に交換する。
脂肪製剤は12時間以内、血液製剤は4時間以内で注入する。

POINT
静脈炎の徴候がある場合
- 発赤・腫脹・疼痛など、静脈炎の徴候があれば、輸液を中止し、速やかにカテーテルを抜去する。

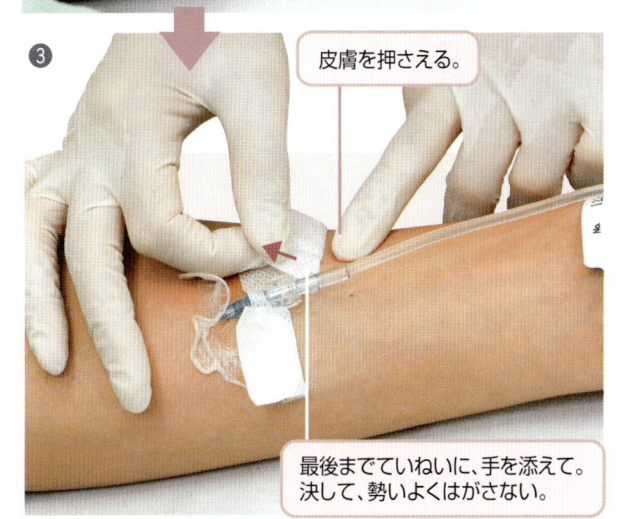

CHAPTER 4

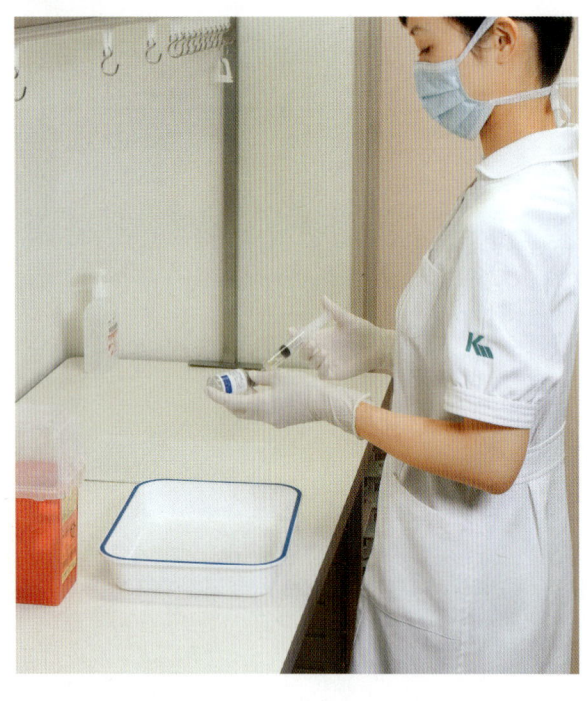

PROCESS 3 輸液の調剤

調剤の準備

- 清潔な環境で薬剤・輸液ルートの準備をする。
- 一般病棟での注射薬混合時には、「処置台は清潔区域」との認識を持ち、処置台には不潔な物品を置かない。
- 注射液の混合前に、処置台をアルコール製剤で清拭する。

注射液の混合

- 手指衛生を行い、手袋・マスクを着用する。
- 注射液混合時は、ほかの業務を兼務しない。中断してケアなどを行った場合、手指に細菌が付着し、輸液が汚染されやすくなる。
- 混合した輸液は6〜24時間以内に投与を完了する（微生物は、栄養源があれば倍・倍に増殖）。

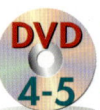

PROCESS 4 混注を行う場合 （DVD 4-5）

三方活栓

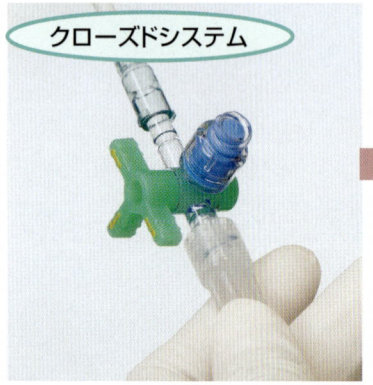

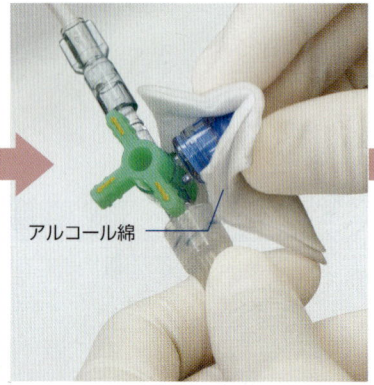

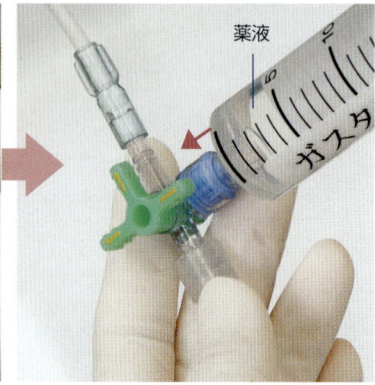

クローズドシステム

アルコール綿 / 薬液

オープンタイプ

古いふた / 新しいふたをはめる。

- **クローズドシステム**：閉鎖環境を破らずに、輸液ラインにアクセスできる。70％アルコール綿で十分に消毒後、注入器を接続。内筒を引き、血液の逆流を確認し、ゆっくりと薬液を注入する。
- **オープンタイプ**：ふたを外し、70％アルコール綿で十分に消毒後、薬液を注入する。ふたの内側の溝に薬液がたまり、細菌が繁殖しやすいため、古いふたは廃棄。新しいふたをはめる。

尿道留置カテーテルと感染防止

- 尿道カテーテルの留置そのものが、尿路感染のリスクを伴う。
- 尿路感染は院内感染の40％を占め、そのほとんどがカテーテルに関連した尿路感染であるといわれる。
- カテーテル関連の尿路感染は、カテーテルの留置日数と比例している。
- 1か月を超すカテーテル長期留置の患者は、ほぼ100％尿路感染を起こすといわれる。
- 不要なカテーテルを使用せず、留置基準を厳密にすることが最大の感染防止である。
- カテーテルを留置する場合は、適切な管理を行い、毎日、必要性を吟味する。不要なら、直ちに抜去する。

カテーテル関連尿路感染の防止と留置基準

カテーテル関連尿路感染を防止する3大ポイント

1 不要なカテーテルを留置しない
⇒ カテーテル留置の適応を見極める

2 適切な管理を行う
⇒ 感染を起こさないケア
⇒ 異常を早く見つける観察

3 直ちに除去する
⇒ 毎日、必要性を吟味する

尿道カテーテル留置の適応

- 尿閉
- 神経因性膀胱
- 泌尿器の術後で、治癒を促進する場合
- 重症で、正確な時間尿の測定が必要な場合

＊上記の場合でも、留置カテーテルに替わる方法として間欠的導尿、自己導尿、コンドームカテーテルなどで管理できないかを検討する。

CHAPTER 4

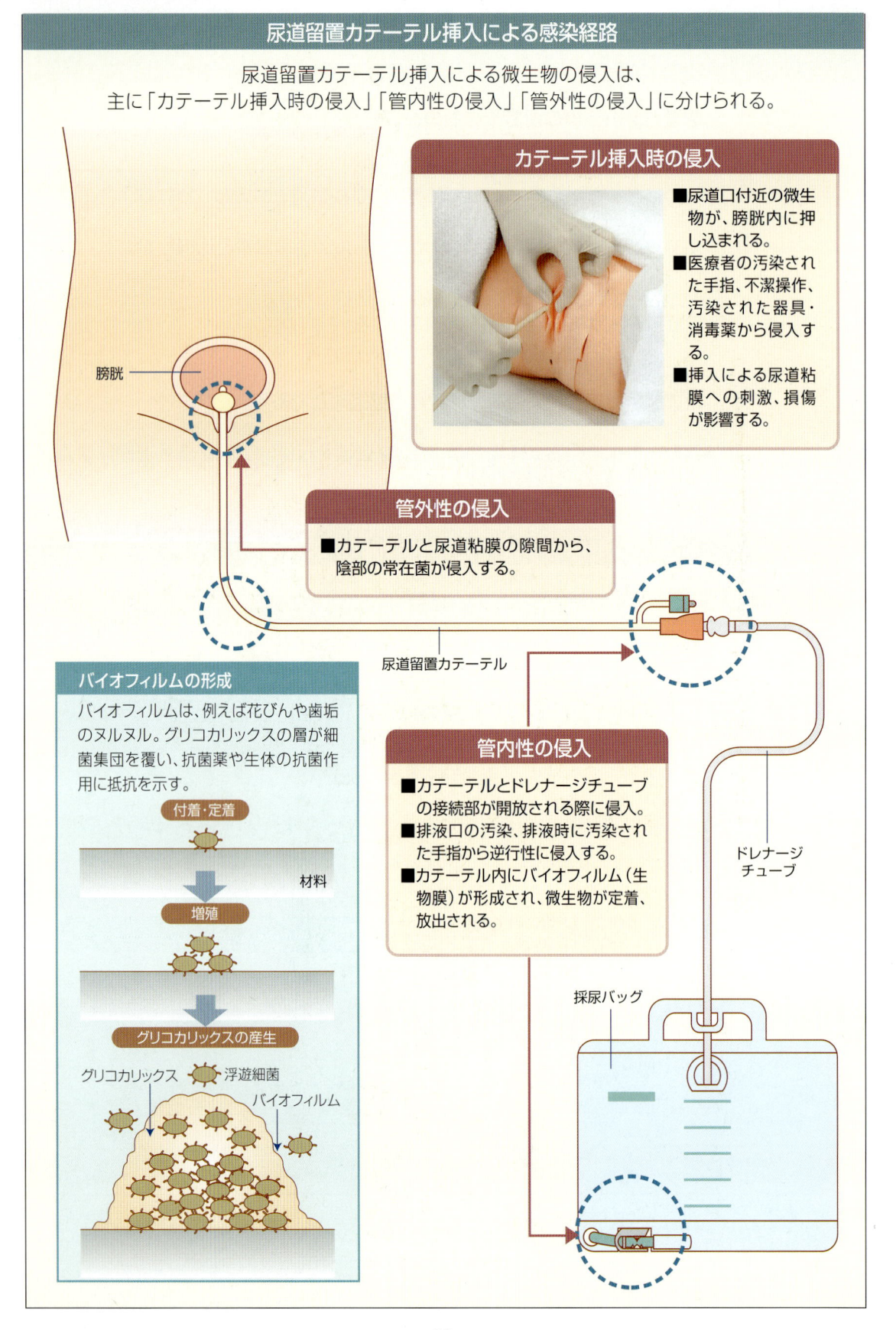

尿道留置カテーテル挿入による感染経路

尿道留置カテーテル挿入による微生物の侵入は、
主に「カテーテル挿入時の侵入」「管内性の侵入」「管外性の侵入」に分けられる。

カテーテル挿入時の侵入

- ■尿道口付近の微生物が、膀胱内に押し込まれる。
- ■医療者の汚染された手指、不潔操作、汚染された器具・消毒薬から侵入する。
- ■挿入による尿道粘膜への刺激、損傷が影響する。

膀胱

管外性の侵入

- ■カテーテルと尿道粘膜の隙間から、陰部の常在菌が侵入する。

尿道留置カテーテル

バイオフィルムの形成

バイオフィルムは、例えば花びんや歯垢のヌルヌル。グリコカリックスの層が細菌集団を覆い、抗菌薬や生体の抗菌作用に抵抗を示す。

付着・定着

↓

材料

増殖

↓

グリコカリックスの産生

グリコカリックス　浮遊細菌
バイオフィルム

管内性の侵入

- ■カテーテルとドレナージチューブの接続部が開放される際に侵入。
- ■排液口の汚染、排液時に汚染された手指から逆行性に侵入する。
- ■カテーテル内にバイオフィルム（生物膜）が形成され、微生物が定着、放出される。

ドレナージチューブ

採尿バッグ

ケアと感染防止

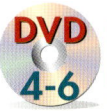

1 尿道留置カテーテルの挿入

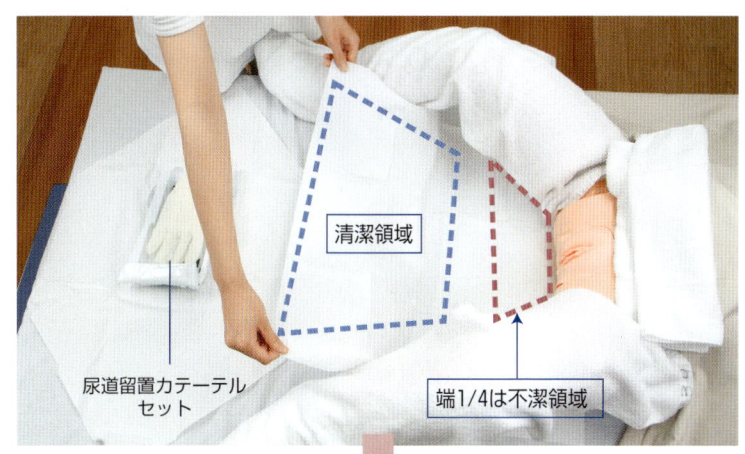

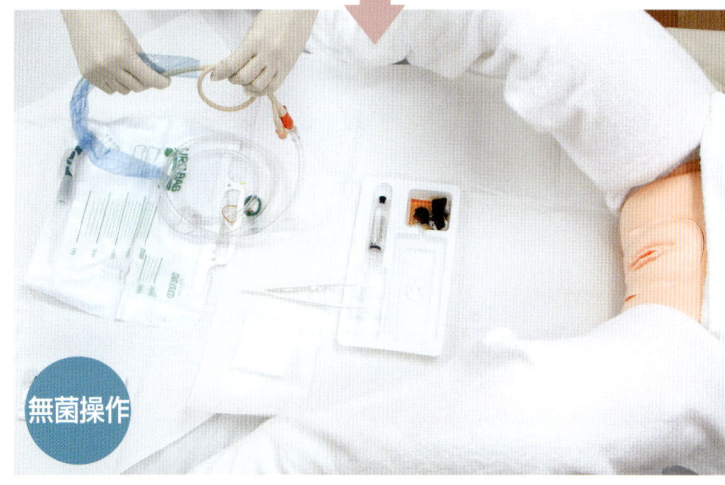

DVD 4-6

清潔領域

尿道留置カテーテル
セット

端1/4は不潔領域

無菌操作

❶ 手指衛生を行い、必要物品を準備する。説明を行い、プライバシーを確保して体位を整える。
男性：仰臥位で、挿入側と反対の足を立てる。
女性：仰臥位で両膝を立てる。

❷ 尿道留置カテーテルセットを開封。患者の足元に無菌的に開く。処置用シーツの端1/4を患者の臀部の下に敷き、残りを手前に広げる。

❸ 滅菌手袋を着用し、セット内の消毒薬、潤滑剤を準備。採尿口をクランプし、カテーテルのバルーン機能を確認する。

❹ 尿道口を消毒する。
女性：小陰唇を開き、中央→両側と腹部側から肛門側へと、一方向に消毒する。
男性：尿道をまっすぐにし、尿道口を広げる。尿道口を中心に、同心円を描くようにして包皮まで消毒する。

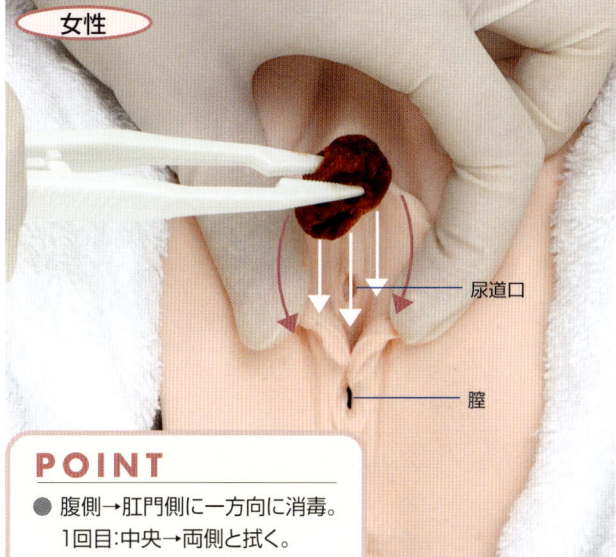

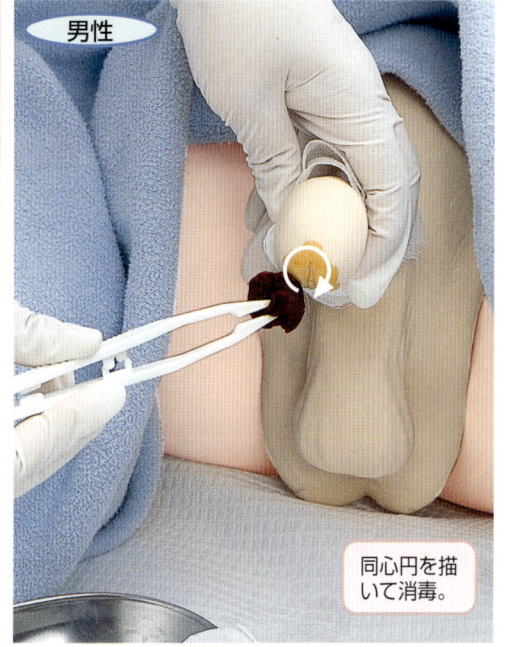

CHAPTER 4
ケアと感染防止

女性
尿道口
膣

男性
同心円を描いて消毒。

POINT
- 腹側→肛門側に一方向に消毒。
  1回目：中央→両側と拭く。
  2回目：中央→両側と拭く。
  3回目：中央を拭く。
- 1〜3回目ごとに綿球を替える。

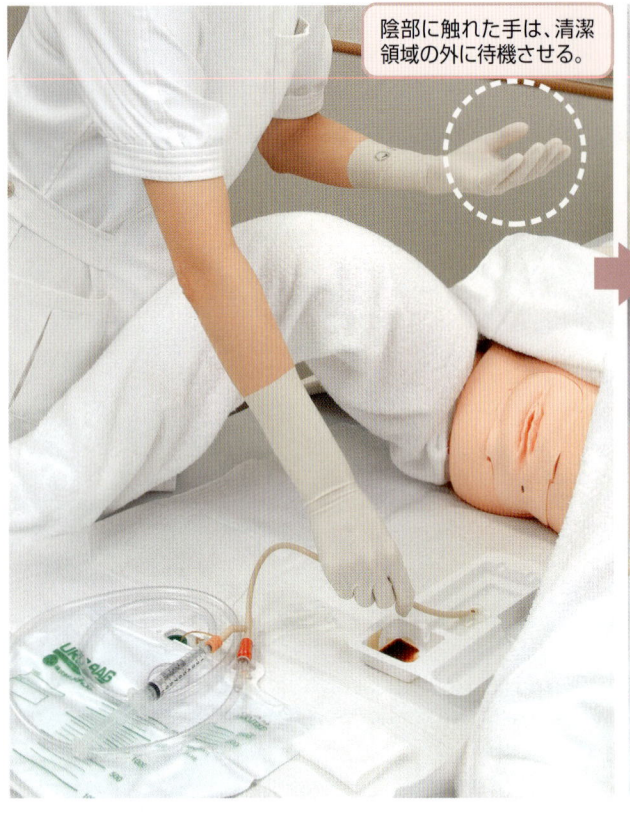

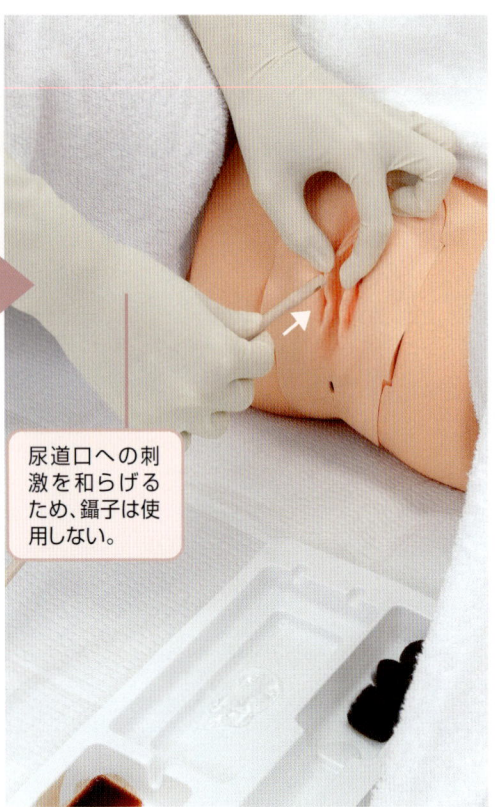

CHAPTER 4

陰部に触れた手は、清潔領域の外に待機させる。

尿道口への刺激を和らげるため、鑷子は使用しない。

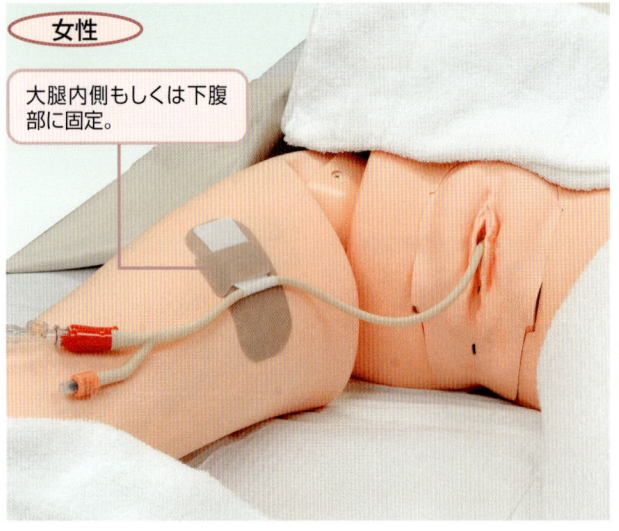

女性
大腿内側もしくは下腹部に固定。

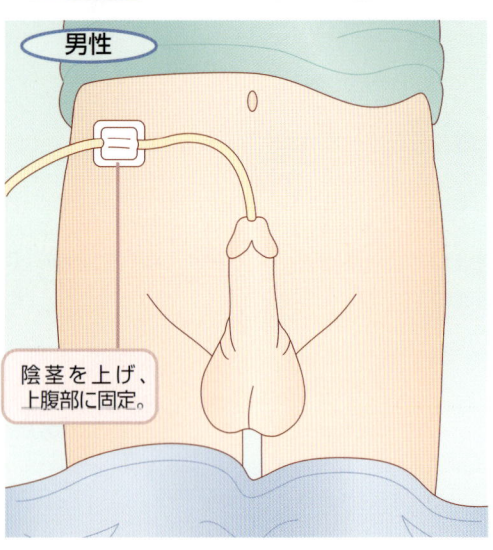

男性
陰茎を上げ、上腹部に固定。

❺ カテーテル先端に潤滑剤をつける。この際、消毒時に陰部に触れた手は清潔領域の外に待機させる。不潔側の手で陰部を保持し、カテーテルを挿入。男性では15～25cm、女性では5～7cm挿入し、尿の流出を確認したら、さらに2～3cm進める。

❻ バルーンに滅菌精製水を注入して膨らませ、カテーテルを固定する。
女性：大腿または下腹部に絆創膏で固定する。
男性：陰茎を上げ、上腹部に絆創膏で固定する。

POINT
- 尿道カテーテルの挿入には、清潔操作の徹底が必要である。手技になれないうちは、2人で行う。
- 女性患者の場合、尿道口を見誤り、膣に挿入することがないよう注意。万一、膣に挿入したら直ちに抜去し、新しい尿道留置カテーテルセットで再挿入する。
- カテーテルの固定は、尿流を妨げないよう考慮する。

ケアと感染防止

2 採尿バッグの設置と尿流
PROCESS

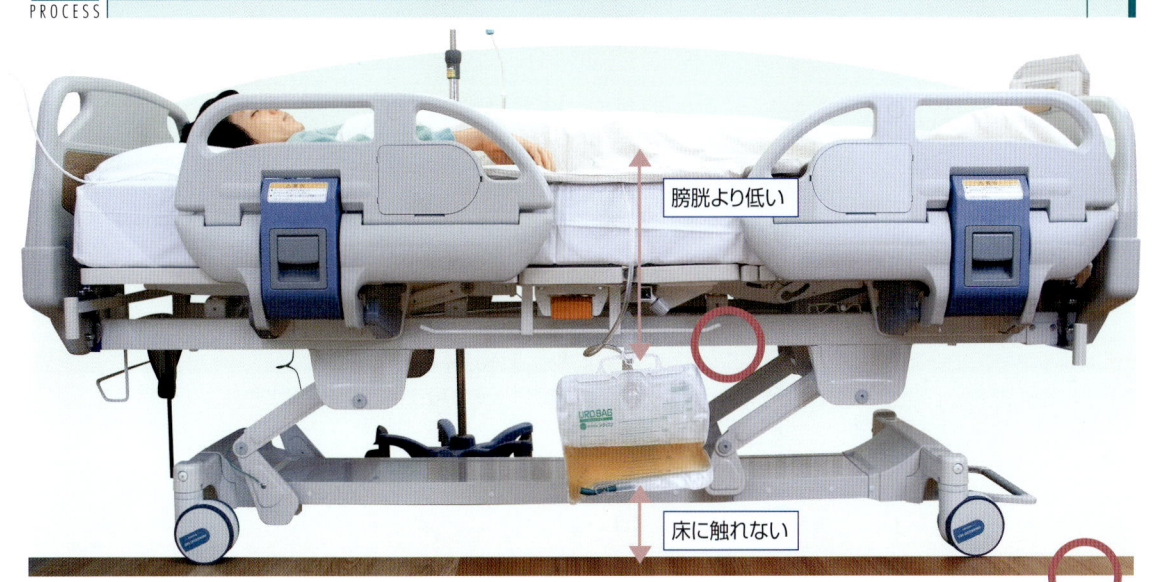

膀胱より低い

床に触れない

採尿バッグは膀胱より低く、床に触れない高さを保つ。また、カテーテルやチューブの屈曲、ねじれがないようにし、尿がスムーズに流れるよう管理する。

POINT
- 採尿バッグは常に膀胱より低くし、尿の逆流を防止。
- カテーテルやチューブの屈曲を防止。

採尿バッグが膀胱より低く、カテーテルやチューブにねじれ、屈曲がないと、スムーズに尿が流出する。

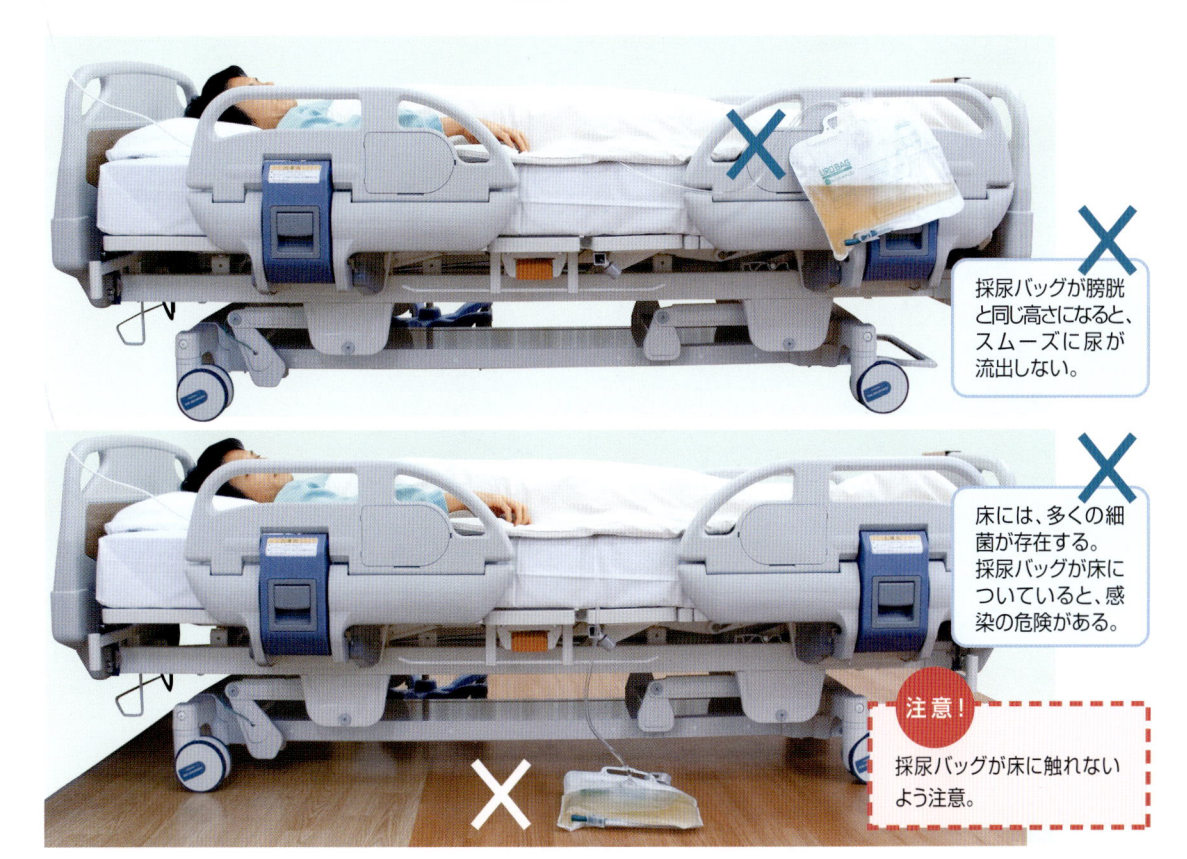

採尿バッグが膀胱と同じ高さになると、スムーズに尿が流出しない。

床には、多くの細菌が存在する。採尿バッグが床についていると、感染の危険がある。

注意！
採尿バッグが床に触れないよう注意。

CHAPTER 4
ケアと感染防止

CHAPTER 4

PROCESS 3 尿の取り扱いと陰部の清潔

排液時の留意点

- 手指衛生を行い、手袋を着用する。
- 採尿バッグは、勤務時間帯（8～12時間）ごとに空にする。
- 集尿容器は患者ごとに交換。交差感染を防止する。
- 排液時、集尿容器に排液口が触れないよう注意。
- 排液後、排液口に残った尿を70％アルコール綿で拭き取る。
- カテーテルとドレナージチューブの接続を外さない。

尿培養に提出する場合

- 手指衛生を行い、手袋を着用。サンプルポートを70％アルコール綿で消毒。
- 注射器（滅菌）で尿を採取する。

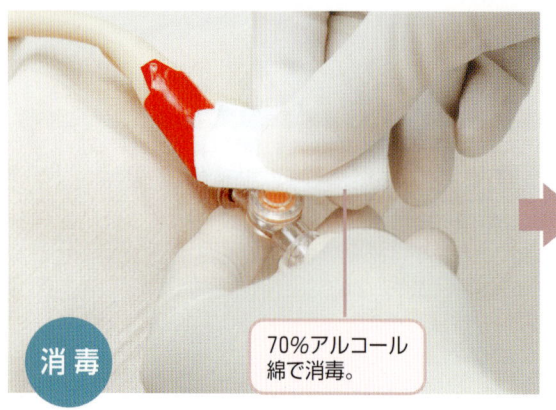

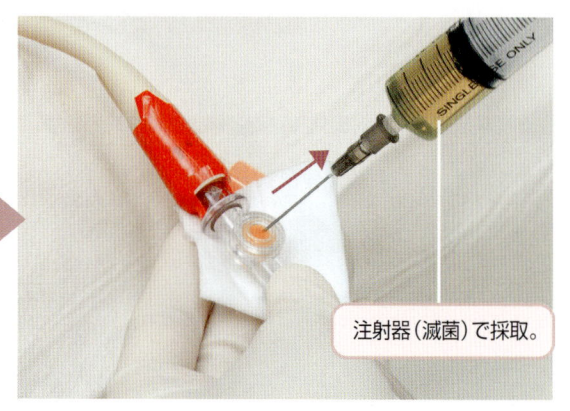

消毒 — 70％アルコール綿で消毒。

注射器（滅菌）で採取。

陰部の清潔

- 尿道にカテーテルを留置している場合、最低1日1回は陰部洗浄を行う。
- 排泄物で汚染された場合は、そのつど陰部洗浄を行う。
- シャワー浴の際は、採尿バッグを空にし、閉鎖状態を保ったまま、膀胱より低い位置に置く。クランプは行わない。

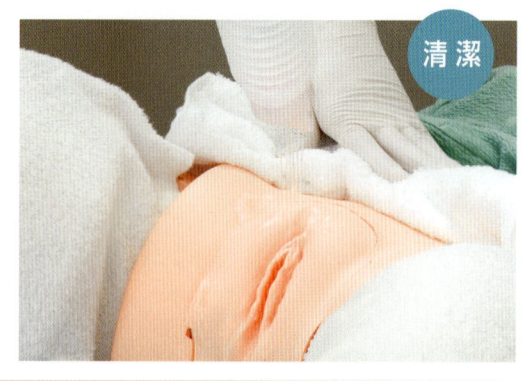

清潔

POINT

早期除去
- カテーテルが除去できないか、毎日、アセスメントする。

感染徴候の観察
- 尿混濁、血尿、発熱があれば、主治医に報告する。

カテーテルの交換
- 尿路閉塞の場合、閉鎖式システムの接続を外した場合、尿漏れが頻回で閉鎖式システムが機能しない場合は、カテーテルを交換する。
- カテーテルを交換する際は、採尿バッグも交換する。

日常的な膀胱洗浄は禁忌
- 日常的な膀胱洗浄は、尿路感染を増加させるので行わない。抗菌薬による膀胱洗浄も効果がなく、耐性菌を増やすことが指摘されている。
- 膀胱洗浄が必要な場合は、閉鎖的に行えるスリーウェイカテーテルを使用する。

呼吸ケアと感染防止

- 気管吸引や人工呼吸器装着が、呼吸器感染症の原因とならないよう、呼吸ケアにおける感染防止対策が必要である。
- 院内感染を予防するためには、速やかな離床と回復へ向けてのケアが大切である。
- 口腔・鼻腔吸引を行う際は、清潔操作と吸引カテーテルの管理が大切である。
- 気管吸引を行う際は、無菌部位である上気道に細菌を侵入させることがないよう、清潔操作に留意する必要がある。
- 人工呼吸器装着中は、人工呼吸器関連肺炎（VAP）が起こりやすい。誤嚥と細菌吸入に注意が必要である。

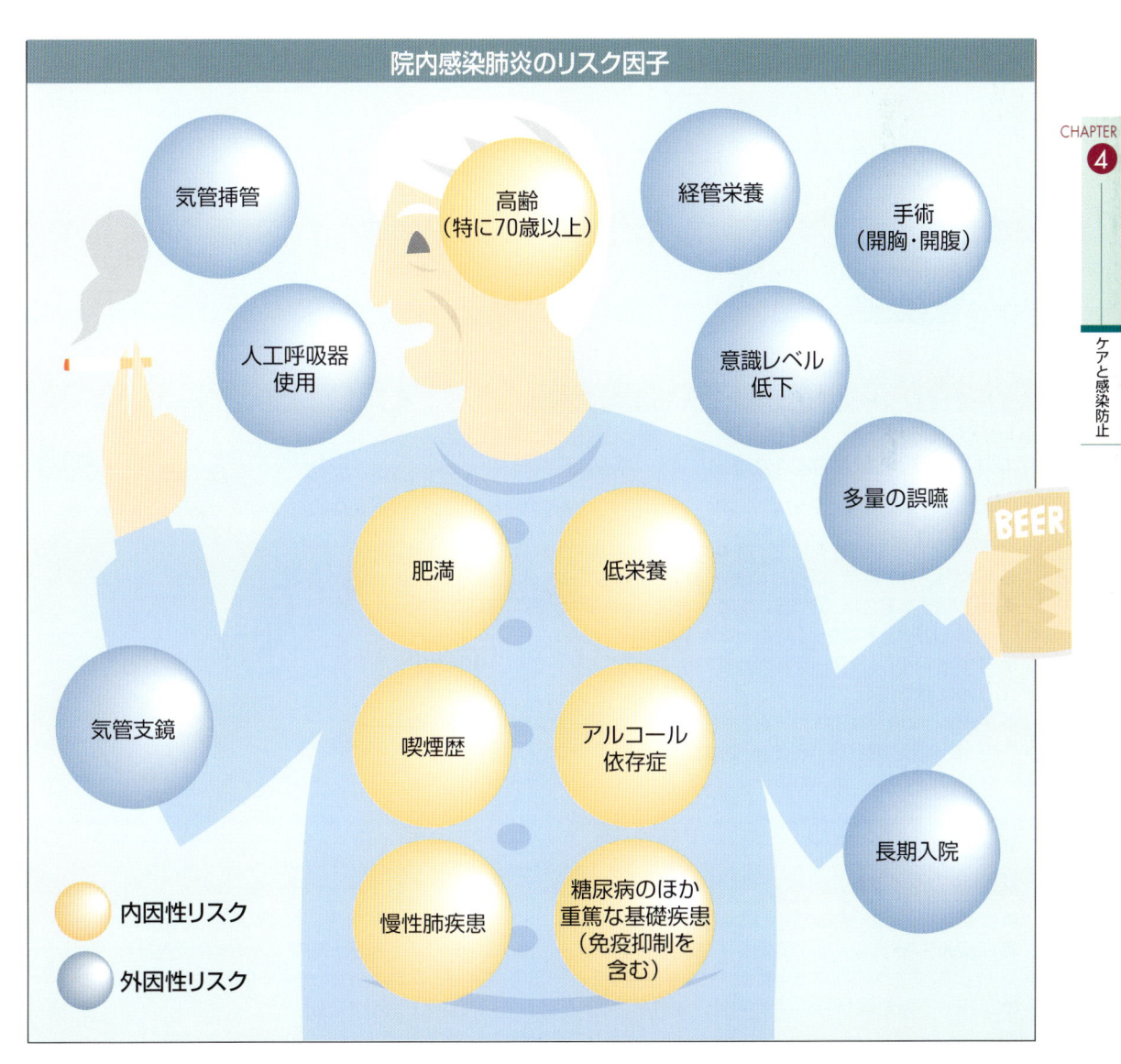

院内感染肺炎のリスク因子

内因性リスク
- 高齢（特に70歳以上）
- 肥満
- 低栄養
- 喫煙歴
- アルコール依存症
- 慢性肺疾患
- 糖尿病のほか重篤な基礎疾患（免疫抑制を含む）

外因性リスク
- 気管挿管
- 人工呼吸器使用
- 経管栄養
- 手術（開胸・開腹）
- 意識レベル低下
- 多量の誤嚥
- 気管支鏡
- 長期入院

CHAPTER 4

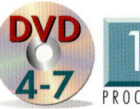

1 口腔・鼻腔吸引

口腔・鼻腔から吸引カテーテルを上気道に挿入し、口咽頭・鼻咽頭からの分泌物、貯留物を機械的に除去。誤嚥や気道閉塞を防ぐ。

感染リスク

- 口腔・鼻腔から、無菌部位である上気道に細菌が侵入する可能性がある。
- 気管挿管や気管切開を行っている場合には、気道の浄化機能が低下しているうえ、唾液の垂れ込み（誤嚥）なども起こるため、清潔操作とカテーテル管理が必要である。

吸引カテーテルの管理（1日1回交換の場合）

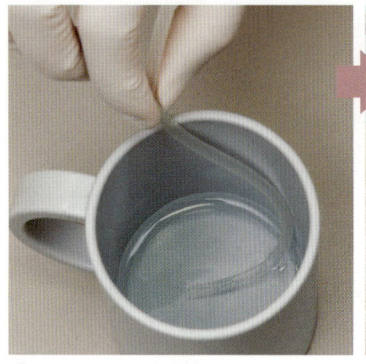

❶ 通水して内腔洗浄。水は1回ごとに吸い切る。1日1回容器を洗浄。

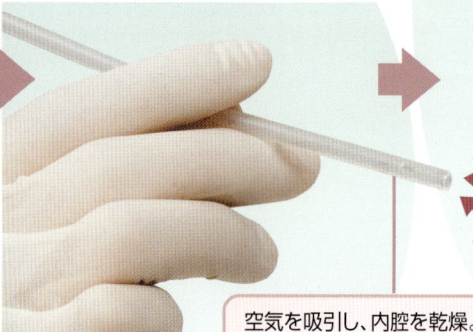

❷ 空気を吸って内腔を乾燥させる。

❸ 外側を70％アルコール綿で清拭する。

70％アルコール綿で清拭。

空気を吸引し、内腔を乾燥。

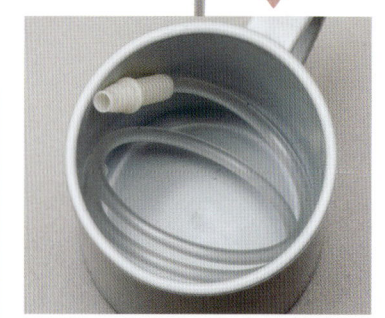

❹ 乾燥した清潔な、ふた付き容器に保管する。

POINT

- 吸引カテーテルを、1回ごとの使い捨てにする施設もある。
- 再利用する場合は、吸引後に水道水を吸引し、内腔を洗浄。水道水は、そのつど準備するか、ふたのある清潔な容器に入れる。
- 空気を吸引し、カテーテル内腔を乾燥させる。カテーテル外側はアルコール綿で拭く。
- 乾燥した、清潔なふたつき容器に保管。吸引カテーテルは最低1日1回交換、保管容器は1日1回洗浄・乾燥。

POINT 吸引時のポイント

- 誤嚥を防ぐため、患者の顔を横に向ける。
- 手指衛生を行い、両手に清潔な未滅菌手袋を装着。さらに、マスク・プラスチックエプロンを着用する。
- カテーテル先端から5〜7cmの部分を持ち、カテーテルを屈曲して、圧をかけずに10〜12cm挿入する。
- カテーテルが咽頭に達すると、咳を誘発する。あわてず静かに挿入し、カテーテルの屈曲を解除。10〜15秒以内で吸引する。

ケアと感染防止

DVD 4-8　2 気管吸引　PROCESS

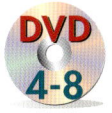

気管内に貯留した分泌物や異物を吸引し、除去することで、気道閉塞や換気障害、呼吸器感染などの肺合併症を予防する。

感染リスク

- 上気道は無菌部位であり、細菌侵入は肺炎につながり、重篤になる場合がある。
- 吸引を行う看護師の手指、吸引カテーテル、洗浄水などの汚染、清潔操作の破綻が上気道に細菌を侵入させることにつながる。

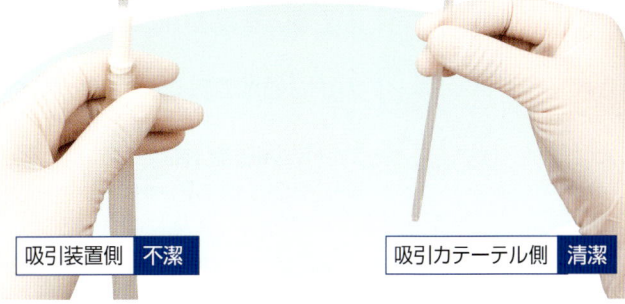

吸引装置側　不潔　　吸引カテーテル側　清潔

吸引時のポイント

1. 手指衛生を行い、防護用具を着用。吸引カテーテル先端を汚染しないよう、吸引装置のチューブに接続する。

2. 指をこするようにカテーテルを回転させながら10～15秒以内で吸引する。再挿入する場合は、滅菌蒸留水を吸引して内腔を洗浄する。

3. 吸引後は、滅菌蒸留水で吸引装置のチューブを洗浄する。滅菌蒸留水は1回ごとに使いきる。

4. 吸引カテーテルは、1回ごとに廃棄する。

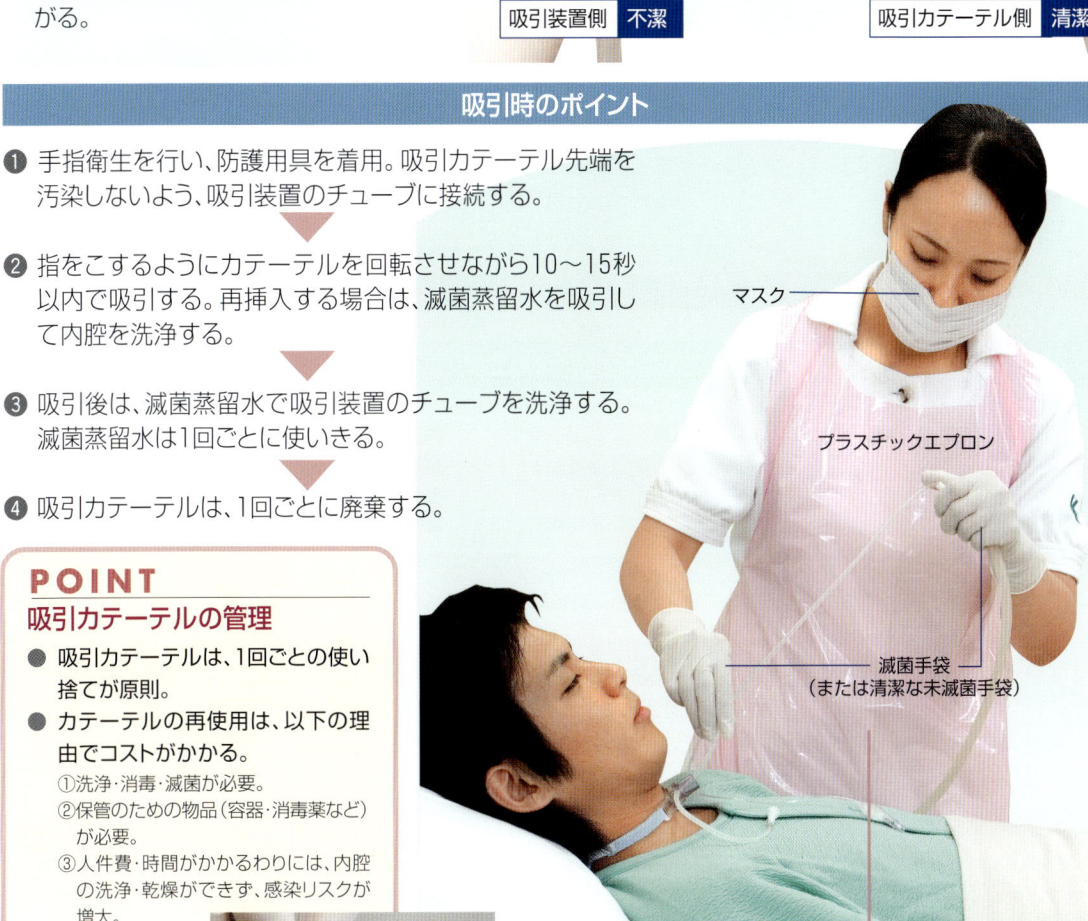

マスク
プラスチックエプロン
滅菌手袋（または清潔な未滅菌手袋）
防護用具で飛沫感染を防止。

POINT 吸引カテーテルの管理

- 吸引カテーテルは、1回ごとの使い捨てが原則。
- カテーテルの再使用は、以下の理由でコストがかかる。
  ①洗浄・消毒・滅菌が必要。
  ②保管のための物品（容器・消毒薬など）が必要。
  ③人件費・時間がかかるわりには、内腔の洗浄・乾燥ができず、感染リスクが増大。

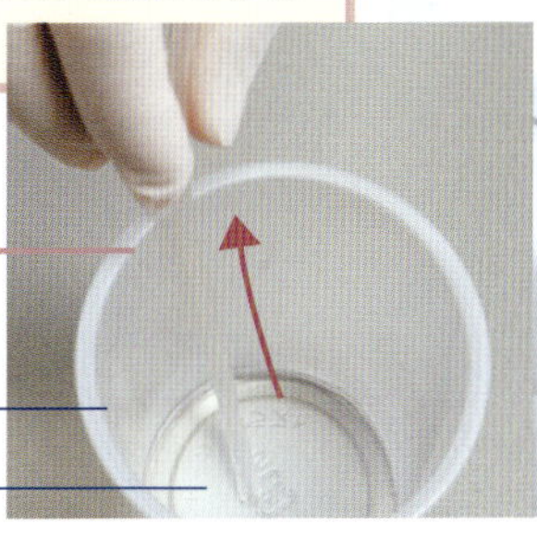

最低1日1回、あるいは目に見える汚染があるときに交換。

滅菌カップ
滅菌蒸留水

CHAPTER 4
ケアと感染防止

CHAPTER 4

3 PROCESS 人工呼吸器関連肺炎（VAP）

原 因

- 人工呼吸器装着から48時間以降に、新たに起こる肺炎を「人工呼吸器関連肺炎（VAP）」と呼ぶ。
- 人工呼吸器装着中には、肺炎が起こりやすい。
- VAPは通常の肺炎より重症化しやすく、死亡率も高い。何より予防が大切である。
- VAPの発症原因は、「カフを通過しての誤嚥」「人工呼吸器回路・加温加湿器・吸引操作による細菌吸入」に大別される。

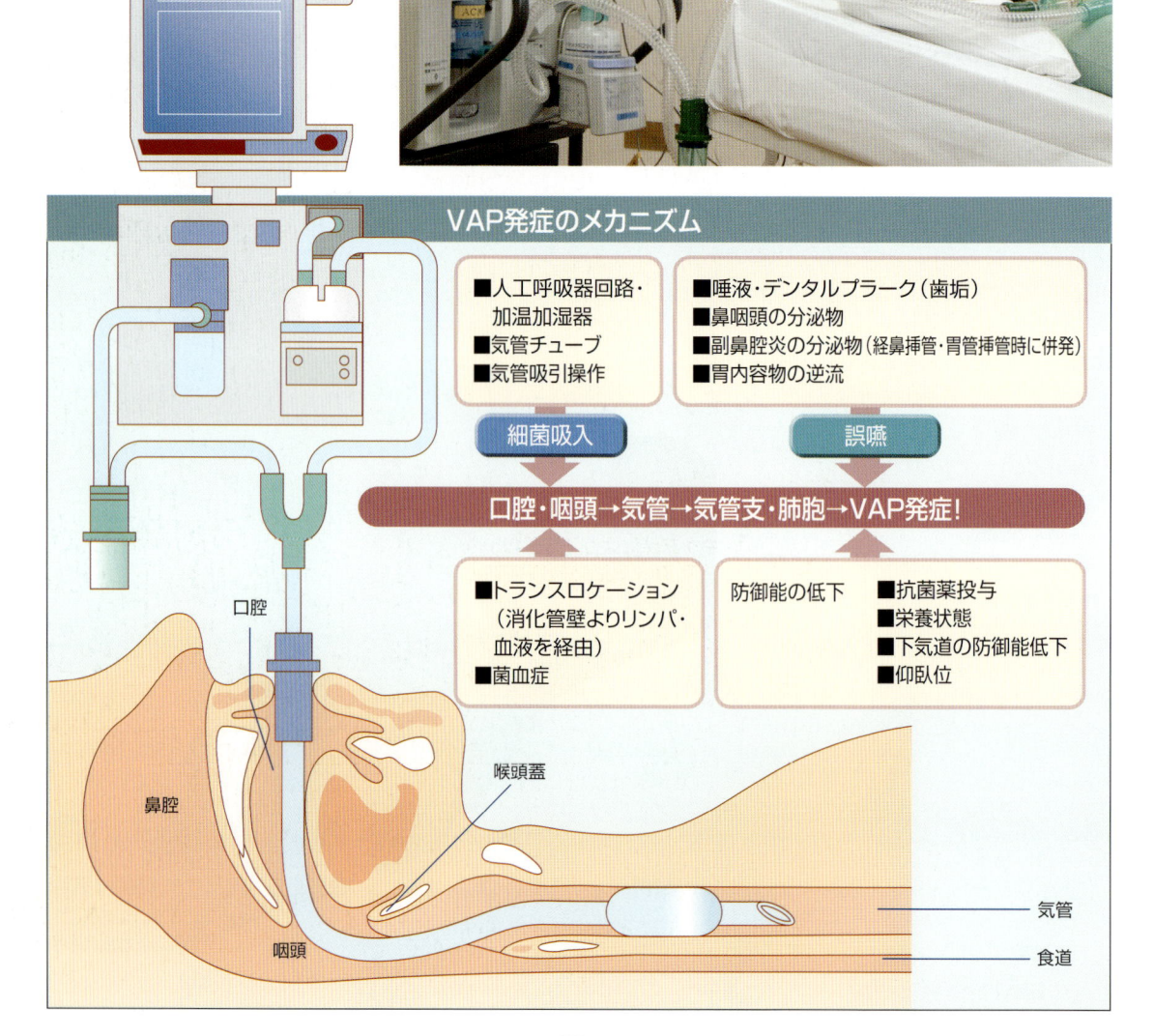

VAP発症のメカニズム

- ■人工呼吸器回路・加温加湿器
- ■気管チューブ
- ■気管吸引操作

→ 細菌吸入

- ■唾液・デンタルプラーク（歯垢）
- ■鼻咽頭の分泌物
- ■副鼻腔炎の分泌物（経鼻挿管・胃管挿管時に併発）
- ■胃内容物の逆流

→ 誤嚥

口腔・咽頭 → 気管 → 気管支・肺胞 → VAP発症！

- ■トランスロケーション（消化管壁よりリンパ・血液を経由）
- ■菌血症

防御能の低下
- ■抗菌薬投与
- ■栄養状態
- ■下気道の防御能低下
- ■仰臥位

口腔／鼻腔／喉頭蓋／咽頭／気管／食道

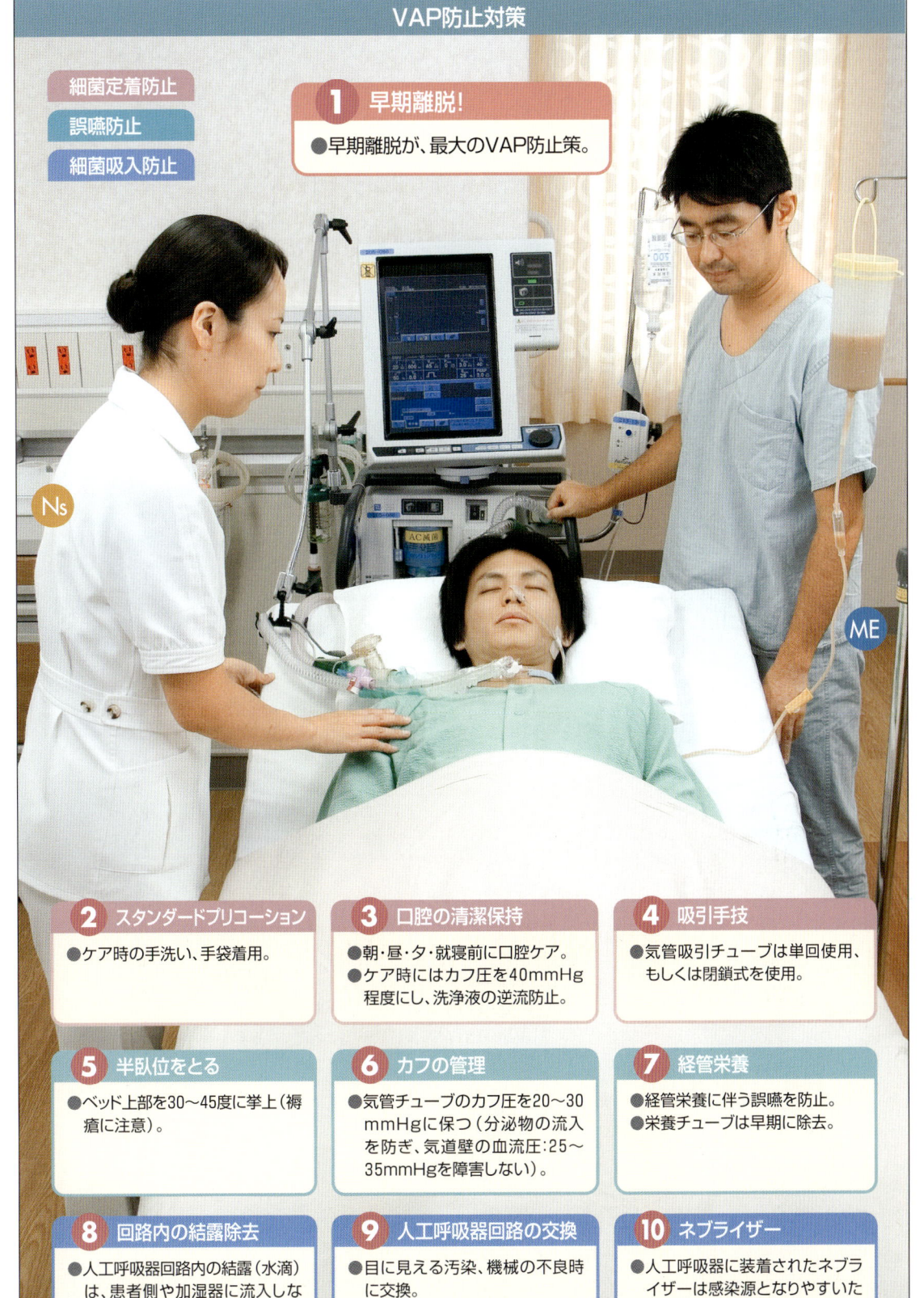

ケアと感染防止

VAP防止対策

- 細菌定着防止
- 誤嚥防止
- 細菌吸入防止

1 早期離脱！
- 早期離脱が、最大のVAP防止策。

2 スタンダードプリコーション
- ケア時の手洗い、手袋着用。

3 口腔の清潔保持
- 朝・昼・夕・就寝前に口腔ケア。
- ケア時にはカフ圧を40mmHg程度にし、洗浄液の逆流防止。

4 吸引手技
- 気管吸引チューブは単回使用、もしくは閉鎖式を使用。

5 半臥位をとる
- ベッド上部を30〜45度に挙上（褥瘡に注意）。

6 カフの管理
- 気管チューブのカフ圧を20〜30mmHgに保つ（分泌物の流入を防ぎ、気道壁の血流圧：25〜35mmHgを障害しない）。

7 経管栄養
- 経管栄養に伴う誤嚥を防止。
- 栄養チューブは早期に除去。

8 回路内の結露除去
- 人工呼吸器回路内の結露（水滴）は、患者側や加湿器に流入しないよう頻回に排出。

9 人工呼吸器回路の交換
- 目に見える汚染、機械の不良時に交換。

10 ネブライザー
- 人工呼吸器に装着されたネブライザーは感染源となりやすいため、できるだけ使用しない。

CHAPTER 4

4 人工呼吸器回路

人工呼吸器の回路は、回路内の結露が患者側、人工呼吸器側に逆流することなく、スムーズにウォータートラップに流入するよう設置する。

結露の逆流は細菌吸入につながり、人工呼吸器関連肺炎（VAP）の原因となるため、注意が必要である。

同時に、回路内の結露は、頻回に排出することが大切である。

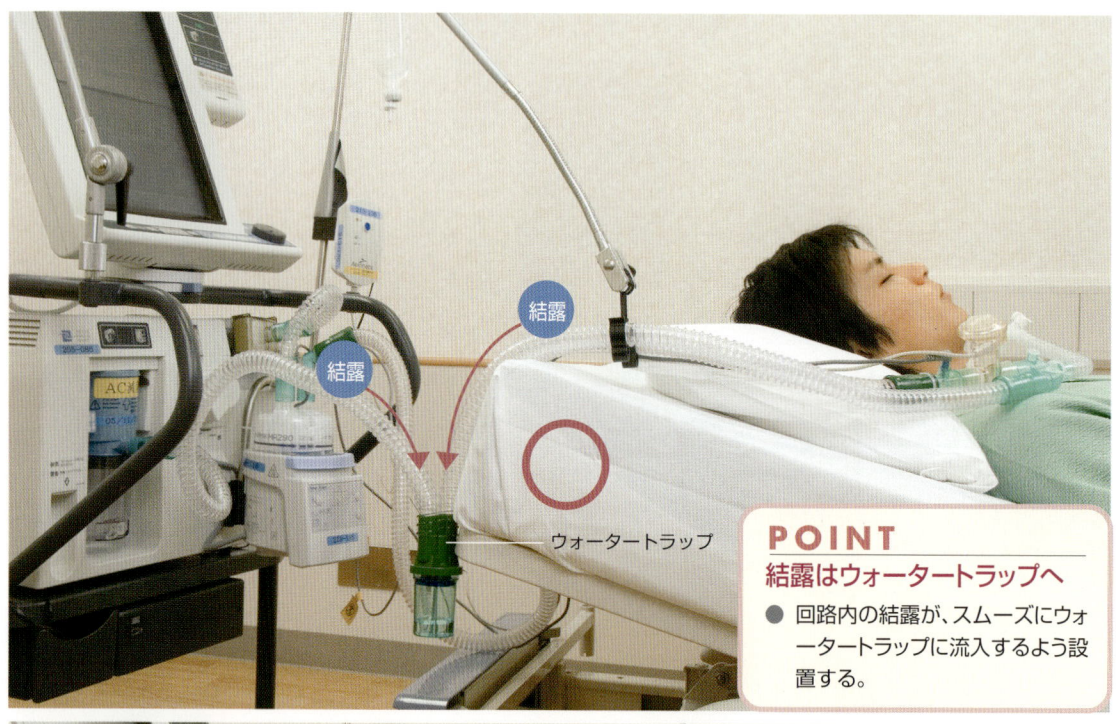

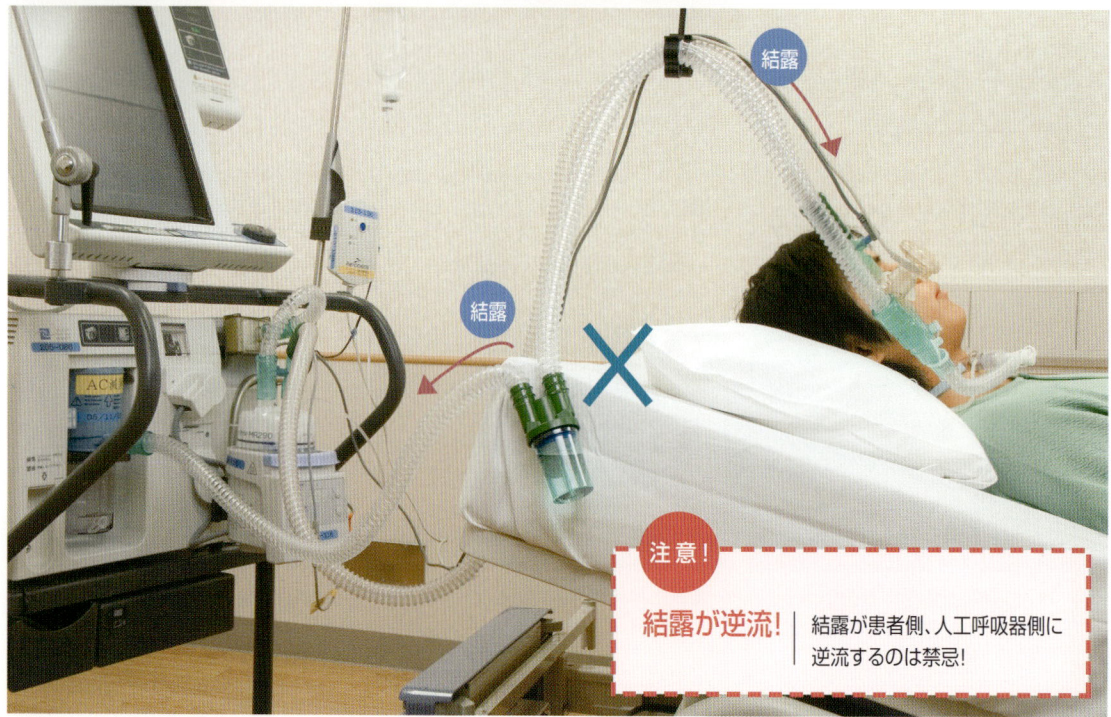

結露 結露 結露
ウォータートラップ

POINT
結露はウォータートラップへ
- 回路内の結露が、スムーズにウォータートラップに流入するよう設置する。

結露 結露

注意！
結露が逆流！ 結露が患者側、人工呼吸器側に逆流するのは禁忌！

ケアと感染防止

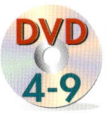

DVD 4-9 PROCESS 5 閉鎖式吸引システム

閉鎖式吸引とは、人工呼吸器と気管チューブに接続され、換気を中断しないで吸引が行えるシステムである。人工呼吸器回路を外さないため、飛沫による周囲への汚染が少ない。ただし、閉鎖式吸引がVAP発症率に関与するかどうかは、いまだ研究中である。

開放式吸引と閉鎖式吸引の違い

	閉鎖式	開放式
VAP防止効果	未解決	
周囲への汚染	少ない	多い
人工呼吸維持（酸素濃度・換気・PEEP・SpO$_2$）	できる	できない
吸引に要する時間	短時間	閉鎖式より長い
カテーテル交換	1回/日	使用ごと

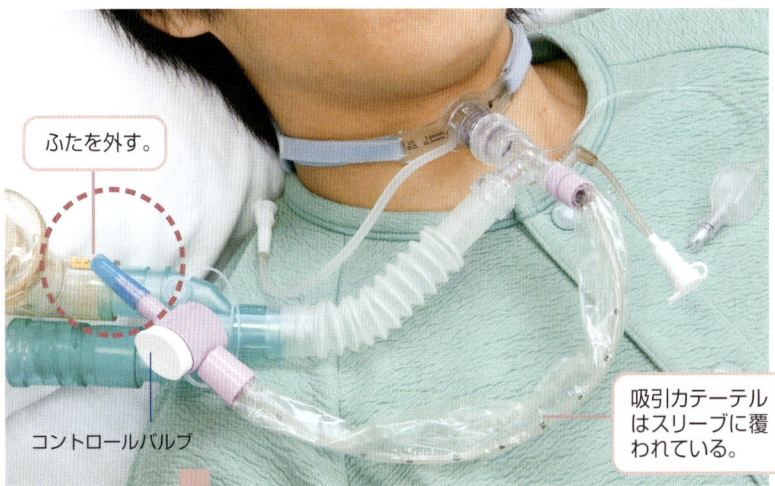

❶ コントロールバルブのふたを外し、吸引チューブを接続する。

❷ コントロールバルブを半回転させ、ロックを解除する。

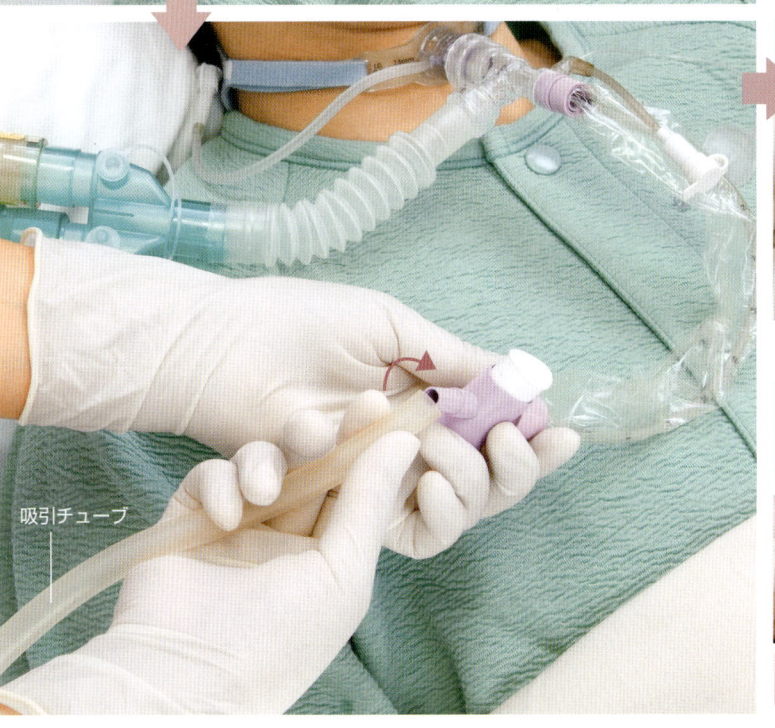

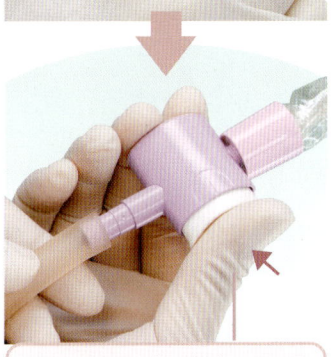

❸ コントロールバルブを押して吸引を行い、吸引機能をテストする。

- ふたを外す。
- コントロールバルブ
- 吸引カテーテルはスリーブに覆われている。
- コントロールバルブのロックを解除。
- 吸引チューブ
- コントロールバルブを押して、吸引機能をテスト。

CHAPTER 4
ケアと感染防止

CHAPTER 4

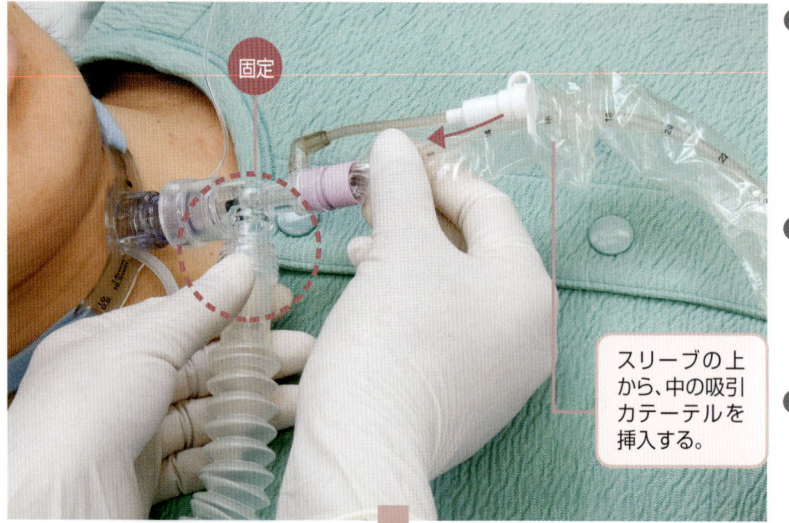

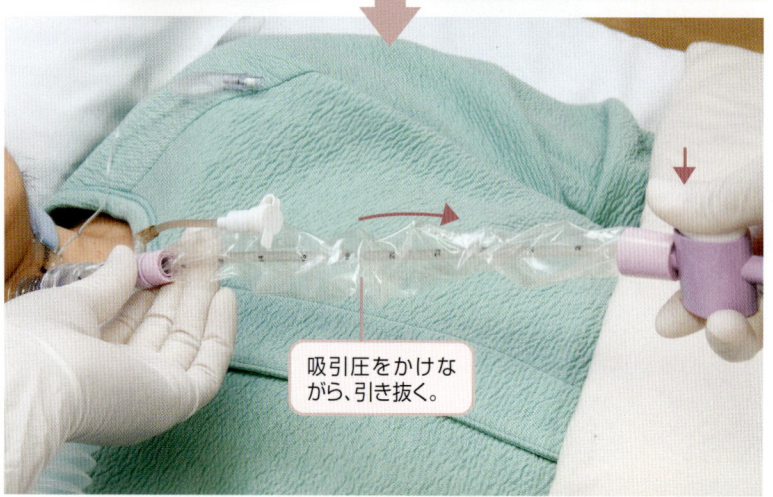

❹ 片手で吸引カテーテルと気管チューブの接続部位を固定し、スリーブの上から吸引カテーテルを目的部位まで挿入する。

❺ 接続部の固定を維持したまま、コントロールバルブを押して吸引圧をかけながら、吸引カテーテルを引き抜く。

❻ 吸引カテーテルは、黒いマーカーがスリーブ内に見えるところまで引き抜く。

❼ 洗浄ポートに洗浄液を接続する。洗浄液を注入しながら、コントロールバルブを押して吸引圧をかける。この操作により、カテーテル内を洗浄することができる。

❽ コントロールバルブを半回転させてロックする。
洗浄液を外して、洗浄ポートのふたを閉める。
吸引チューブを外し、コントロールバルブにふたをする。

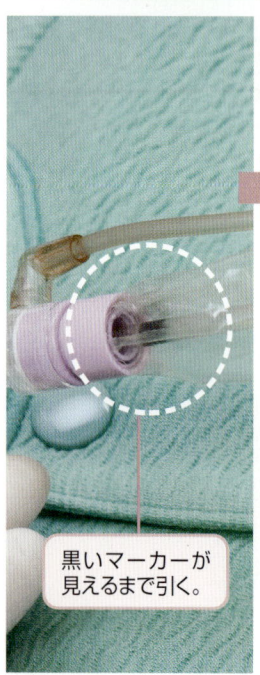

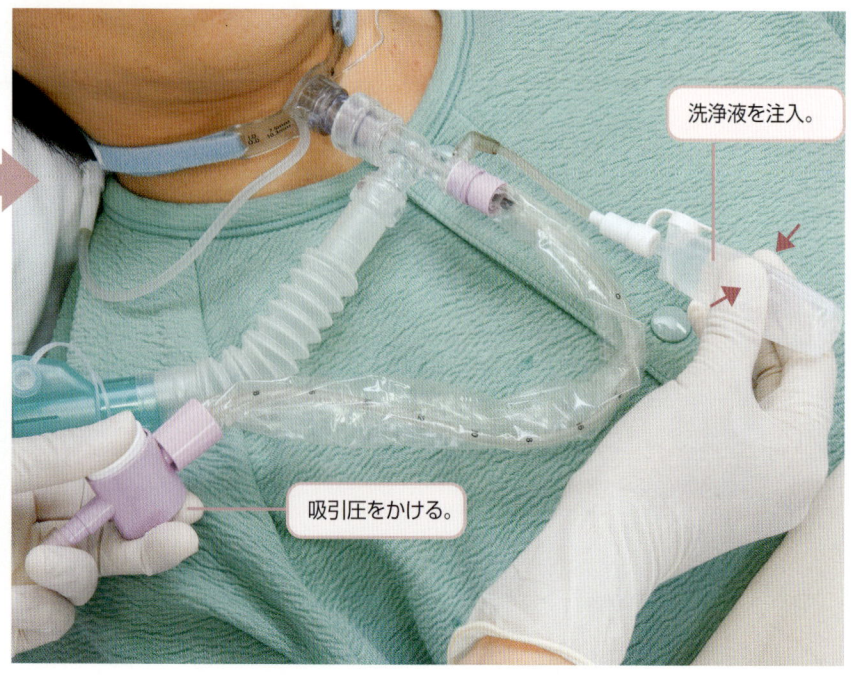

固定

スリーブの上から、中の吸引カテーテルを挿入する。

吸引圧をかけながら、引き抜く。

黒いマーカーが見えるまで引く。

洗浄液を注入。

吸引圧をかける。

培養検体の採取と取り扱い

- 院内感染は「予防する」「早く見つける」「きちんと治療する」ことが大切。「きちんと治療する」ためには、感染症の起炎菌を確定する培養検査が、非常に重要となる。

- 不適切な検体は、誤った培養結果を導く元となり、治療を誤る。日常業務の中で、正しい培養検体の採取を行うことが大切である。

培養検体採取に関しての注意事項

1 患者への説明
- ■検査の必要性と方法を説明する。
- ■患者自身に採取を依頼するときは、採取方法を正しく説明する。
- ■患者自身での採取が困難な場合には、介助をするか、別の方法を検討する。

2 スタンダードプリコーション
- ■手洗い：検体採取の前後に必ず行う。
- ■手袋着用。
- ■必要に応じてガウン、エプロン、マスク、ゴーグルを着用。

3 採取時期
- ■抗菌薬使用前の採取が原則。
- ■業務スケジュールに合わせるのではなく、患者中心に対応する。
- ■抗菌薬投与中の場合は、次回投与の直前に採取することが望ましい。
- ■血液培養の場合は、抗菌薬（静脈注射）の影響を受けやすい。抗菌薬開始前を厳守する。

4 検体採取

●患者誤認に注意！
- ■採取前後に患者本人と検体（ラベル）の氏名・日時を確認する。

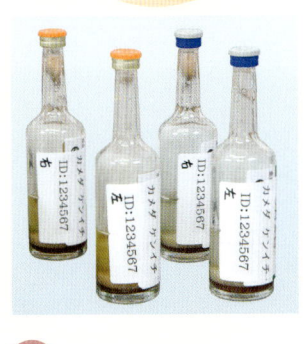

●十分な検体量を確保
- ■検査の良し悪しは、検体量に依存する。微生物が検出される十分量を採取する。

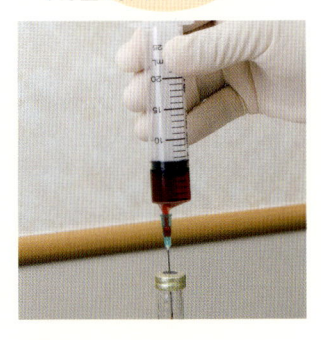

●清潔に採取
- ■無菌操作を確実に！　常在菌の混入を避ける。
- ■消毒薬の混入を避ける。
- ■乾燥を避ける（多く採取する）。
- ■適切な容器に採取する。

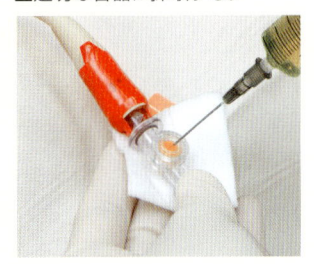

5 検体提出
- ■検体採取直後の提出が原則。速やかに提出できない場合は、検体に応じた温度で保存する。

6 検体の保存
- ■病棟で保存できる検体と、保存できない検体がある。冷蔵保存してはならない検体は多い。

7 検体の搬送
- ■検体が漏れることがないよう、容器の安全を確認する。

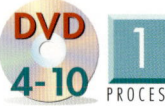

CHAPTER 4

1 血液培養採取

DVD 4-10

血液培養は、①敗血症や菌血症が疑われる場合の原因菌の検出、②抗菌薬の適切な選択に重要な検査である。看護師は、医師が実施する際には介助する。看護師が実施する際も、滅菌操作を遵守する。

採血時の注意点

- 原因菌検出率は、採血量に依存する。可能な限り、1本のボトルに10mL注入する。
- 皮膚消毒を確実に！ カテーテルからの採取はしない。
- 可能な限り2セット以上の検体を提出（医師の指示による）。その際、セットごとに採取部位を替える。
- 静脈血・動脈血のどちらでもよい。

血液培養が必要な場面(例)

【臨床的に敗血症が疑われる場合】
- 悪寒・戦慄・発熱
- 原因不明の意識障害が出現
- 低体温
- 血圧低下
- 白血球の異常高値（12,000/mL以上）・低値（3,000/mL未満）
- 麻痺など、脳血管障害が出現　　など

検体容器

① 嫌気性・好気性ボトルの両方を1セットとして、2セット用意する。

② ボトルキャップを開け、ゴム栓を70%アルコール綿で消毒する。

＊ボトルは、陰圧ボトルとなっている。

嫌気性ボトル　好気性ボトル
1セット

消毒

POINT
- 嫌気性・好気性ボトルを2セット用意。
- ボトルキャップを開けたら、ゴム栓を70%アルコール綿で消毒。

穿刺部位の消毒

① 駆血帯を巻き、採血部位を選定。いったん駆血帯を外し、採血部位を70%アルコール綿でよく清拭する（汚れを落とす）。

② 10%ポビドンヨードで広範囲に消毒。採血部位を中心に外側に円を描き、2回繰り返す。

③ ポビドンヨードが乾くのを待ち（最低2分）、再度、駆血帯を巻く。

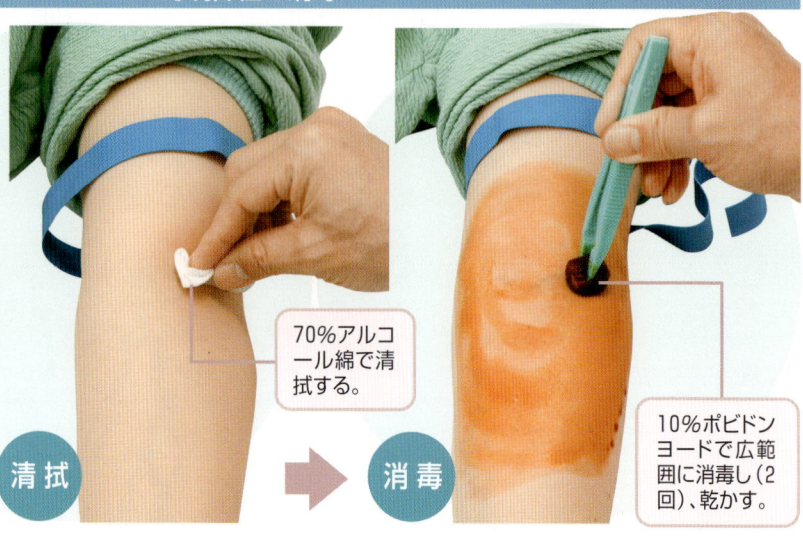

清拭：70%アルコール綿で清拭する。

消毒：10%ポビドンヨードで広範囲に消毒し（2回）、乾かす。

ケアと感染防止

採血・注入

❶ 採血時は（基本的に）滅菌手袋を装着。注射針を介助者から受け取る。

❷ 注射器を介助者から受け取る。
可能なら20mLは採血する。

❸ 検体容器に血液を10mLずつ注入する。
嫌気性ボトルから先に注入し、注射器内の空気が嫌気性ボトル内に入るのを防ぐ。

❹ 注入後は、採血実施者自身が、直ちに注射器を専用容器に廃棄する。
針刺しに留意する。

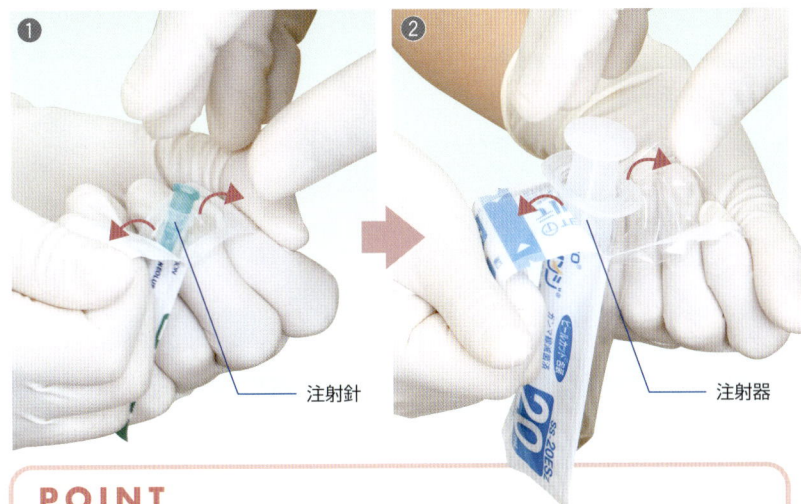

❶ ー 注射針
❷ ー 注射器

POINT
採血・注入時のポイント
- 嫌気性ボトルから先に注入し、注射器内の空気が嫌気性ボトル内に入るのを防ぐ。
- 検体容器への血液注入時は、ボトルに手を添えずに片手で穿刺し、針刺しを防止する。

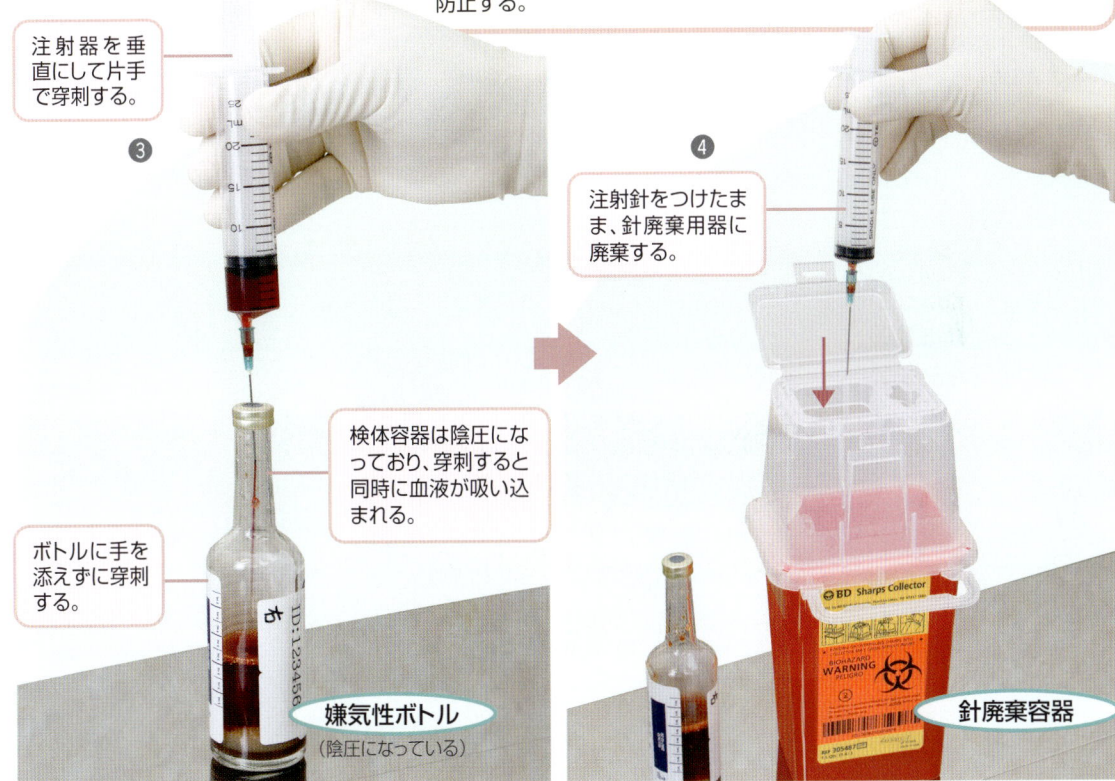

❸
- 注射器を垂直にして片手で穿刺する。
- ボトルに手を添えずに穿刺する。
- 検体容器は陰圧になっており、穿刺すると同時に血液が吸い込まれる。
- 嫌気性ボトル（陰圧になっている）

❹
- 注射針をつけたまま、針廃棄用器に廃棄する。
- 針廃棄容器

搬送時の注意点

- ボトルに注入後は、直ちに検査室に提出する。
- すぐに搬送できないときは、室温で保管する。冷蔵は禁忌。

CHAPTER 4

2 痰培養採取（喀痰・吸引）
PROCESS

喀痰の採取

- 良質な検体を得るため、早朝起床時の採取が望ましい。
- 採取前に歯磨き、うがいを行い、口腔内の常在菌混入を押さえる。消毒薬は使用しない。
- 膿性部分をを採取し、良質な痰を提出する。唾液は提出しない。

吸引痰の採取

- 挿管チューブ内に定着した微生物を吸引する場合があるので注意。
- 無菌操作を確実に行う。
- 吸引カテーテルに検体容器が接続されたものを使用するのが望ましい。

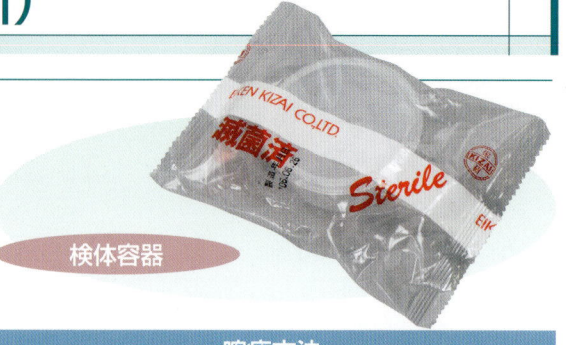

検体容器

喀痰方法

起床→歯磨き、うがいをする
↓
水を飲み、痰を柔らかく出やすくする
↓
軽く体操をする
↓
深呼吸を5回以上繰り返す
↓
大きく深呼吸した後、強く咳をして痰を喀出する
↓
喀出が困難な場合は、背中を軽く叩き、咳を誘発する

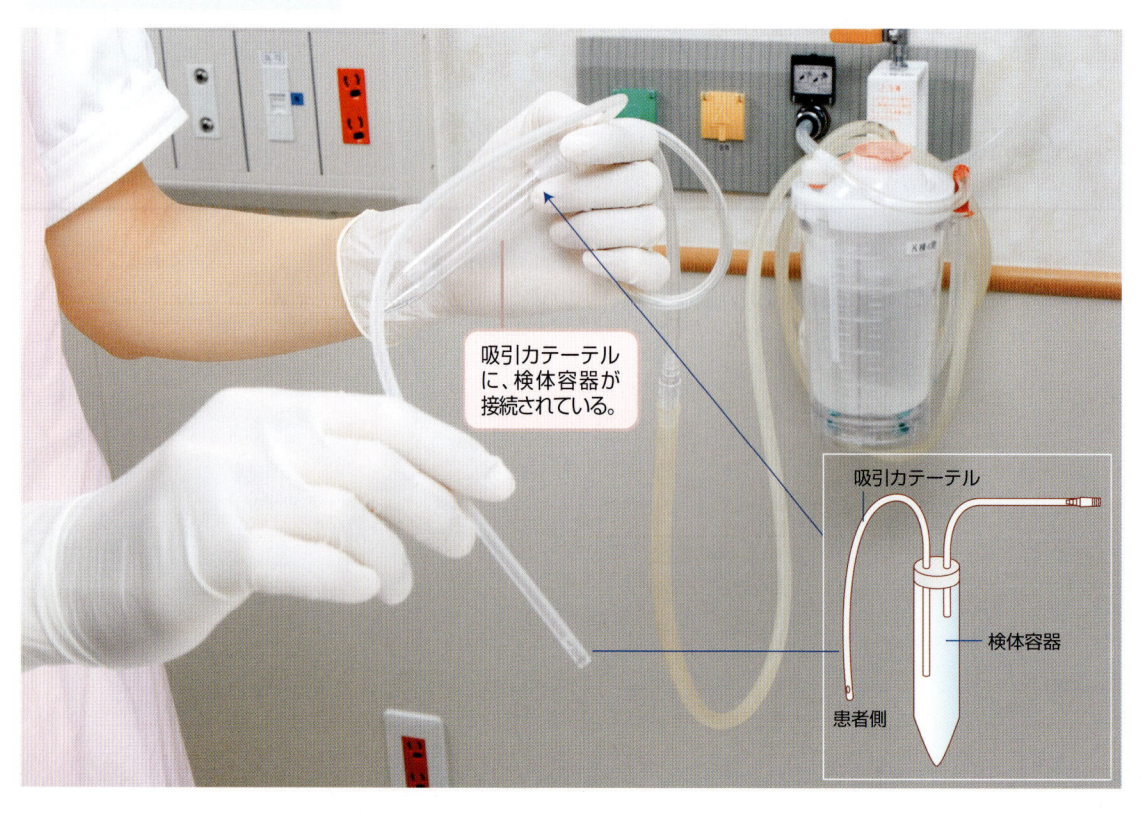

吸引カテーテルに、検体容器が接続されている。

吸引カテーテル
検体容器
患者側

ケアと感染防止

3 PROCESS 尿培養採取

尿培養採取のポイント
- 尿は、抗菌薬の影響を受けやすいため、抗菌薬使用前に採取する。
- 常在菌が混入する可能性が高いので、採取後は常温に放置しない。

中間尿採取

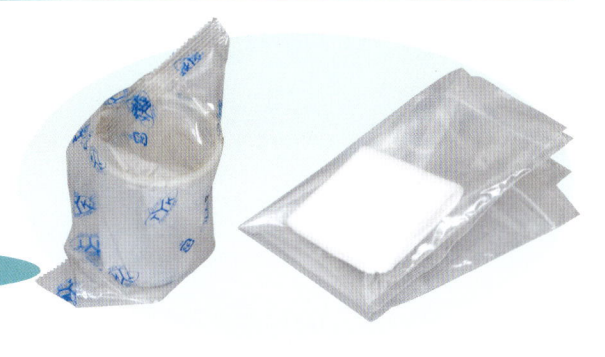

中間尿の採取方法

手を洗う。
↓
0.25％塩化ベンザルコニュームなどで尿道口を清拭する。
↓
採尿コップの内側に触れないよう持ち、出始めの尿を便器に排出した後、途中から尿をコップに採取する。終わりの尿は、コップにとらずに排出する。
↓
直ちに、看護師に提出する。

POINT 自然排尿のポイント
- 左記の手順を患者によく説明し、無菌操作を遵守して採取してもらう。
- 中間尿を採取する。ただし、目的が淋菌の場合、初尿を採取する。

カテーテル尿採取

採尿ポートからの採取方法

手を洗い、手袋を装着。
↓
採尿ポートを単包70％アルコール綿で消毒する。
↓
採尿ポートに注射器（滅菌）を接続し、採取する。
↓
滅菌の検体容器に入れ、速やかに提出する。

単包の70％アルコール綿で消毒。

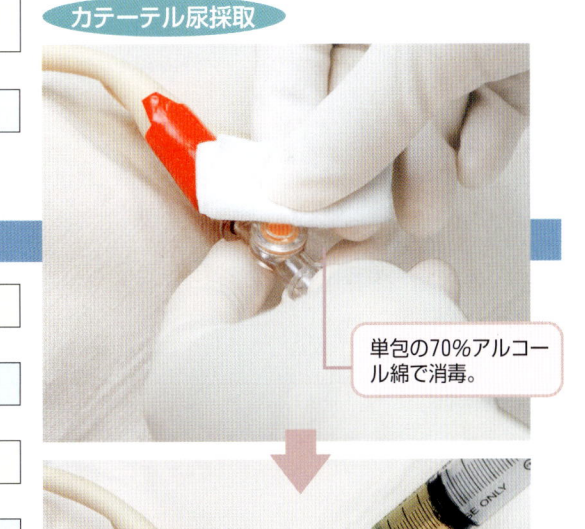

注射器（滅菌）で採取。

POINT カテーテル尿のポイント
- 新鮮尿を採取する。
- 採尿バッグからではなく、採尿ポートから採取する。

CHAPTER 4
ケアと感染防止

参考文献

CHAPTER 1 感染防止技術の基本と実践

1) 向野賢治訳,小林寛伊監訳:病院における隔離予防策のためのCDC最新ガイドライン.メディカ出版,1996.
2) 大久保憲訳,小林寛伊監訳:医療現場における手指衛生のためのCDCガイドライン.メディカ出版,2003.
3) 倉辻忠俊,切替照雄訳,小林寛伊監訳:医療保健施設における環境感染制御のためのCDCガイドライン.メディカ出版,2004.
4) Taylor LJ:An evaluation of handwashing technique-1. Nursing Times 74(2):54-55,1978.
5) 川島みどり,井部俊子,山西文子,市川幾恵編:今日の看護指針.看護実践の科学 31(7),臨時増刊号6,2006.

インターネット

★ スリーエムヘルスケア株式会社:N95マスク着用手順
http://www.mmm.co.jp/hc/mask/movie.html

CHAPTER 2 洗浄・消毒・滅菌と療養環境整備

1) 日本医科器械学会:医療現場における滅菌保証のガイドライン2005.日本医科器械学会,2005.
2) 病院空調設備の設計・管理指針検討委員会:病院空調設備の設計・管理指針「HEAS-02-2004」.日本医療福祉設備協会 p16,2004.
3) 新太喜治,ほか:滅菌・消毒ハンドブック 改訂3版.メディカ出版,2000.
4) 廣瀬千也子監修:感染管理 QUESTION BOX 1.洗浄・消毒・滅菌と病院環境の整備.中山書店,2005.
5) 倉辻忠俊,切替照雄訳,小林寛伊監訳:医療保健施設における環境感染制御のためのCDCガイドライン.メディカ出版,2004.
6) 廃棄物の処理及び清掃に関する法律.(昭和四十五年十二月二十五日法律第百三十七号)最終改正:平成一七年四月二七日法律第三三号.
7) 産業廃棄物問題研究会監修:廃棄物処理法に基づく感染性廃棄物処理マニュアル 平成16年3月改訂.ぎょうせい,2004.
8) 中材業務研究会編:改訂中材業務入門.中材業務研究会,1997.

CHAPTER 3 看護師のための職業感染防止

1) 沖縄県立中部病院検査室作成:沖縄県立中部病院内感染対策マニュアル.
2) 岩岡秀明,ほか編著:生活習慣病に視点をおいたよくみる病気がわかる本.照林社,2006.

参考文献

3) サンドラ F. スミス, ドナ J. デュエル, バーバラ C. マーティン著, 川原礼子, ほか訳：看護技術目でみる事典. 西村書店, 2006.
4) 近藤陽子監修：リンクナースのための感染防止お役立ちノート. 学習研究社, 2006.
5) 洪愛子編著：ベストプラクティスNEW感染管理ナーシング. 学習研究社, 2006.
6) 矢野邦夫：感染性結核患者の接触者調査のためのガイドライン. 感染制御2(3), 2006.
7) 矢野邦夫訳編：CDCの結核対策ガイド. メディカ出版, 1999.
8) 小林寛伊監訳：医療従事者の感染対策のためのCDCガイドライン. メディカ出版, 1999.
9) 職業感染制御研究会監訳, 松田和久訳：針刺し事故防止のCDCガイドライン. メディカ出版, 2001.
10) 木村哲監修, 木戸内清編：セーフティマネジメントのための針刺し対策A TO Z. メディカ出版, 2002.
11) 岡部信彦監修, 米国小児科学会編集：R-Book 2003 日本版―小児感染症の手引き―. 日本小児医事出版社, 2004.
12) 中村哲也, ほか：特集 医療従事者に必要な予防接種の基本. INFECTION CONTROL 12(6), 2003.
13) 洪愛子, ほか：特集 職業感染とセーフティマネジメント. INFECTION CONTROL 13(6), 2004.
14) 大久保憲監修：エビデンスに基づいたICTのための感染対策トレーニングブック. メディカ出版, 2005.

CHAPTER 4 ケアと感染防止

1) Guidelines for preventing health-care-associated pneumonia, 2003. recommendations of the CDC and the Healthcare Infection Control Practices Advisory Committee. Respir Care 49(8):926-939, 2004.
2) ICHG研究会：標準予防策実践マニュアル. 南江堂, p16, 2005.
3) Swearingen PL, Howard CA：Addison Wesley Photo Atlas of Nursing Procedures Third Edition. Prentice Hall, p330-333, 1995.
4) 矢野邦夫訳：医療ケア関連肺炎防止のためのCDCガイドライン. メディカ出版, 2004.
5) 柴谷涼子：写真で教えよう！感染対策の"手技"「人工呼吸器関連肺炎（VAP）予防」. INFECTION CONTROL 15(8):10-13, (9):4-7, 2006.
6) 道又元裕：人工呼吸ケアのすべてがわかる本. 照林社, p 228-230, 2003.
7) 中川みゆき：エビデンスに基づいた人工呼吸器装着患者の感染管理. INFECTION CONTROL 12(2):36-41, 2003.
8) 洪愛子編：院内感染予防必携ハンドブック. 中央法規出版, p136-147, 2004.
9) 近藤陽子監修：リンクナースのための感染防止お役立ちノート. 学習研究社, p84-88, 105-107, 2006.
10) 村上美好監修：写真でわかる臨床看護技術. インターメディカ, p6, 2004.

11) サンドラ F. スミス, ドナ J. デュエル, バーバラ C. マーティン著, 川原礼子, ほか訳：看護技術目でみる事典. 西村書店, 2006.
12) 満田年宏：ナースのための院内感染対策 CDCガイドラインを中心に考える基本と実践. 照林社, 2003.
13) 浅野澪子, ほか：NCブックス看護技術を根拠からマスターしよう. 医学芸術社, 2004.
14) 倉辻忠俊, 切替照雄, 小林寛伊監訳：医療保健施設における環境感染制御のためのCDCガイドライン. メディカ出版, 2004.
15) 高野八百子, ほか編：臨床ナースのための経路別感染防止と患者ケア. 月刊ナーシング22(12), 2002.
16) 高野八百子, 坂本史衣編：患者さんとあなたを守るための院内感染対策Q&A. ナーシングケアQ&A 第1巻第5号, 2005.
17) 寺島秀夫, ほか：輸液管理における感染対策のエビデンス. 看護技術52(3), 2006.
18) 宮坂勝之編：エキスパートナース増刊5 輸液管理Q&A. 照林社, 2004.
19) 岸本裕充監修執筆：口腔ケアの「鉄則」. エキスパートナース22(1), 2006.
20) 洪愛子, 阿部俊子編：看護ケアにいかす感染予防のエビデンス. 医学書院, 2004.
21) 高安百代, ほか：採血輸液Q&A. 月刊ナーシング 24(10), 2004.
22) 聖路加国際病院静脈注射研修プロジェクト：ナースがおこなう静脈注射. 安全に実施するための知識と技術. 南江堂, 2005.
23) 広瀬千也子, ほか：ケアのこころシリーズ⑨ 感染とケア 第2版. インターメディカ, 2005.
24) 掛橋千賀子, ほか：DVDで学ぶ身体侵襲を伴う看護技術. 医学書院, 2006.

編集後記

現代社会において、新型インフルエンザをはじめとする未知の病原体の存在が、
人類にとってすぐそこにある脅威として大きな関心を集めています。
そして、メディアの院内感染に対する取り上げ方から、社会の関心の深さを見ることができます。
院内感染が取りざたされるたびに、自分の施設は大丈夫かと確認をするようなことが
常態化している昨今、このシリーズの作成企画に参加させていただけたことは
誠にタイムリーでした。
今回のシリーズは特に、「どう実践するか」に力を入れました。
新人の学習支援とはいえ、「基本がすべて」と改めて感じさせられ、
この教材はあらゆるナース向けでよいのではと思います。
また、スチール写真とDVD撮影を行うにあたって、できるだけリアルでわかりやすい映像を
作るため、膨大な時間をかけたていねいな作成過程を体験しました。
この教材を一人でも多く、ナースたちのみならず、
基礎教育の中でも有効に役立てていただければ望外の喜びです。

2007年1月吉日

竹股 喜代子

看護技術 DVD学習支援シリーズ
新人ナース・指導者必携!
看護場面における感染防止

2007年4月1日　第1版第1刷発行

[監　修]　日本看護協会教育委員会
[編　集]　竹股喜代子
[発行人]　赤土正幸
[発行所]　株式会社インターメディカ
　　　　　〒102-0072 東京都千代田区飯田橋2-14-2
　　　　　TEL.03-3234-9559
　　　　　FAX.03-3239-3066
　　　　　URL　http://www.intermedica.co.jp
[印　刷]　大平印刷株式会社

Ⓒ社団法人 日本看護協会, 2007

ISBN978-4-89996-176-5
定価はカバーに表示してあります。